COLLECTION ANCIENNE ET MODERNE D'OTOLOGIE
Du Docteur J.-A.-A. RATTEL

VOLUME XVII

EDOUARD DUVAL

DE L'ATTIQUE

SES SUPPURATIONS CHRONIQUES
LEUR TRAITEMENT PAR LE CHLORURE DE ZINC

Précédé d'une Préface avec figures

PAR LE
Dr J. A. A. RATTEL
Ancien Médecin de l'Institution Nationale des Sourds-Muets
et de la Clinique Nationale des Maladies de l'Oreille ;
Deux fois lauréat de la Faculté de Médecine de Paris

Avec 19 figures dans le texte

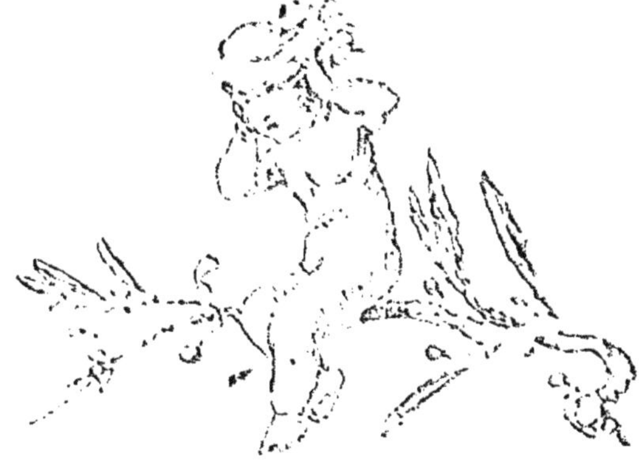

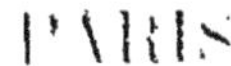

PARIS
Sumptibus Doctoris
J.-B. BAILLIÈRE et fils, LIBRAIRES
19, RUE HAUTEFEUILLE, 19

M.D.CCC.XC.IX

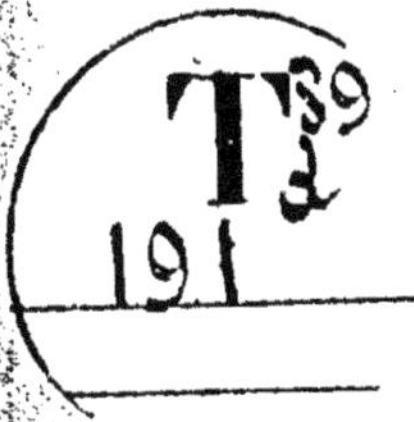

COLLECTION ANCIENNE ET MODERNE D'OTOLOGIE
Du Docteur J.-A.-A. Rattel

VOL. XVII

DE L'ATTIQUE

SES SUPPURATIONS CHRONIQUES

LEUR TRAITEMENT PAR LE CHLORURE DE ZINC

COLLECTION ANCIENNE ET MODERNE D'OTOLOGIE
Du Docteur J.-A.-A. RATTEL

VOLUME XVII
EDOUARD DUVAL

DE L'ATTIQUE

SES SUPPURATIONS CHRONIQUES
LEUR TRAITEMENT PAR LE CHLORURE DE ZINC

Précédé d'une Préface avec figures

PAR LE

Dr J.-A.-A. RATTEL

Ancien Médecin de l'Institution Nationale des Sourds-Muets
et de la Clinique Nationale des Maladies de l'Oreille ;
Deux fois lauréat de la Faculté de Médecine de Paris

Avec 19 figures dans le texte

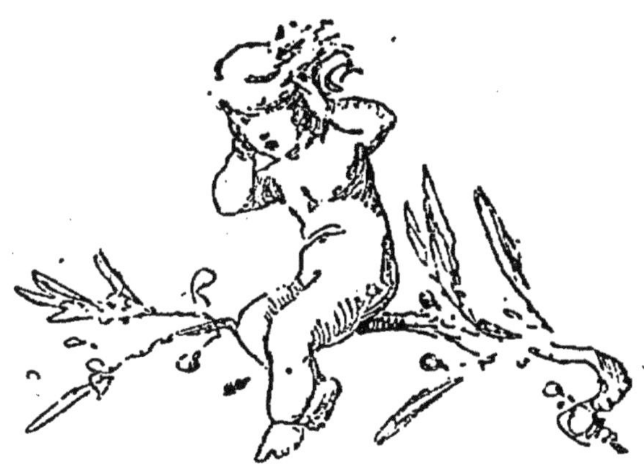

PARIS
Sumptibus Doctoris
J.-B. BAILLIÈRE et fils, LIBRAIRES
19, RUE HAUTEFEUILLE, 19

M.D.CCC.XC.IX

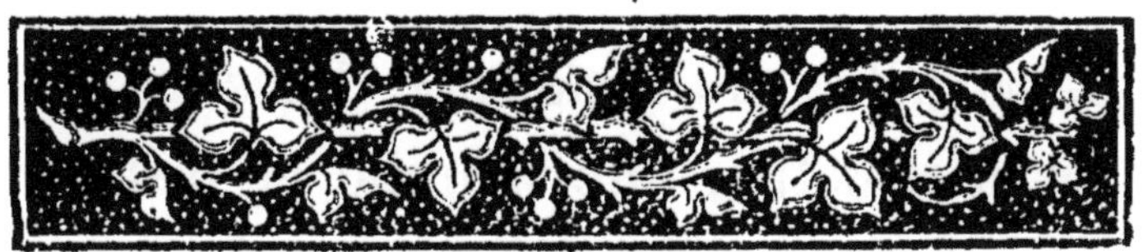

PRÉFACE

« *Etiamsi omnibus tecum vi-*
« *ventibus silentium livor indi-*
« *xerit, venient qui sine offensa,*
« *sine gratia judicent.* »
Sénèque, Epitre 79.

I. Caries partielles de l'attique. — II. Résultats insuffisants du traitement chirurgical. — III. Conclusion.

I. — L'infiltration septique peut occuper à la fois tous les points de l'enveloppe de l'*attique*. Pourtant, chez un même individu, la carie et la nécrose n'occupent, en général, qu'une partie. Comme ces points intéressés de l'attique varient avec chaque sujet, on peut dire qu'il existe des ostéites *parié-*

tales, partielles ou *régionales*. Elles ont des signes distinctifs, une marche et des complications spéciales et forment de petites *entités pathologiques* qu'on peut étudier séparément.

II. — L'*attique* est, au point de vue des in-

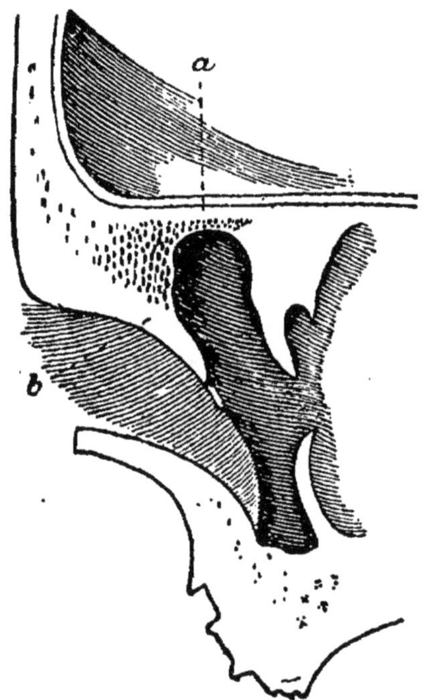

Fig. 1. — L'attique.

a. Cavité de l'attique où logent les osselets.

b. Mur de la logette.

L'espace occupé par la membrane de Shrapnell a été laissé en blanc sur le dessin.

fections prolongées de l'oreille moyenne, la partie la plus importante de la caisse. Elle contient les deux principaux osselets — l'enclume et le marteau, mal défendus contre la carie — et leurs ligaments, formant des points d'arrêt pour le pus. Elle communique avec l'*antre*, qui est un réservoir d'éléments septiques et dont la désinfection directe est difficile !

III. — On peut y étudier :

A. — Les lésions du *mur de la logette* et de la membrane de Shrapnell (paroi externe).

B. — La carie du « *massif osseux du facial* » (paroi postérieure).

C. — Les lésions de la paroi *crânienne* (paroi supérieure).

D. — Les lésions de la *cavité* de l'attique et des *osselets* qu'elle renferme (contenant et contenu).

A. — IV. — On observe la *congestion*, la *périostite* et la *carie* du mur de la logette.

Dans le cas de *périostite*, il se forme en avant du tympan une petite tumeur qui

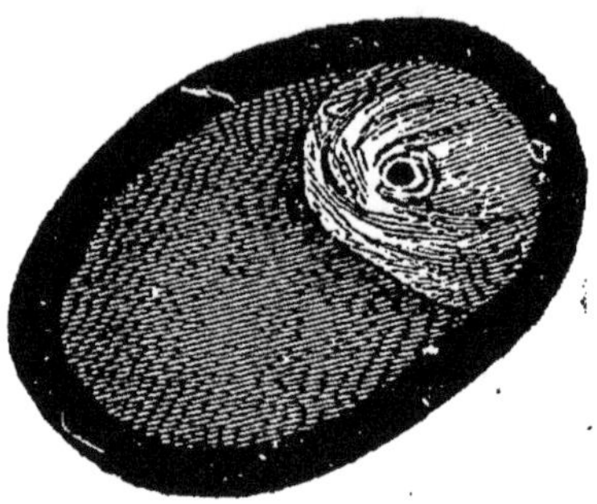

Fig. 2.

Image otoscopique d'une périotite suppurée du mur de la logette.

La partie supérieure représente la partie de l'abcès perforée d'une fistule à son centre. La partie inférieure et plus profonde est le tympan infiltré, rouge, non perforé (D'après Mignon).

masque de plus en plus la membrane tympanique. Elle descend du segment supérieur de la membrane plus ou moins rapidement. Elle se perfore et donne issue à du pus.

L'infiltration sous-périostée peut s'étendre jusqu'au point de se rapprocher du méat, ou gagner les parois antérieures ou postérieures du conduit.

Parfois, le pus se fraie une voie au-dessus

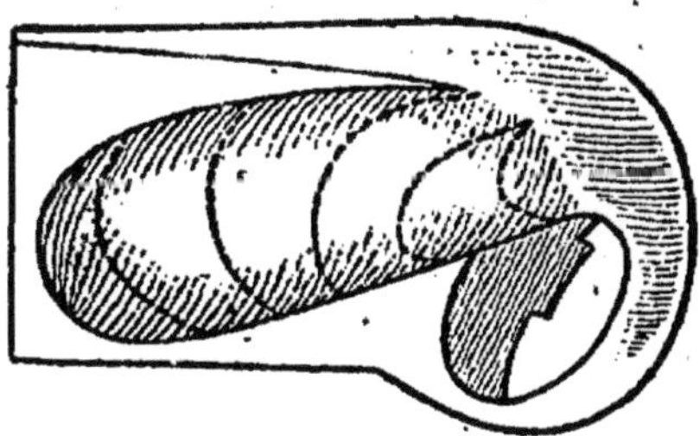

Fig. 3.

Schéma d'une coupe du conduit auditif montrant la progression de la partie du mur de la logette et sa transformation en tumeur polypiforme (D'après Gellé).

du tympan qui résiste, décolle de son cercle osseux la membrane tympanique et fuse

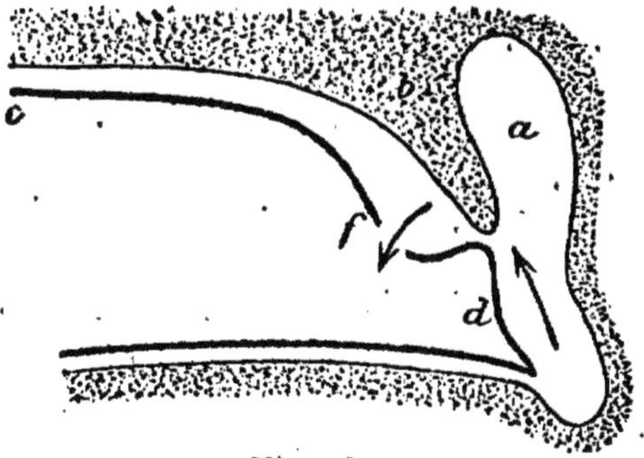

Fig. 4.

a. Attique.
b. Mur de la logette.
c. Revêtement cutanéo-périostique du conduit auditif.
d. Tympan courbé en dehors.
f. Poche de l'abcès du mur de la logette et de la paroi supérieure du conduit.

Les flèches représentent la direction du courant du pus.

sous le revêtement cutanéo-périostique du conduit.

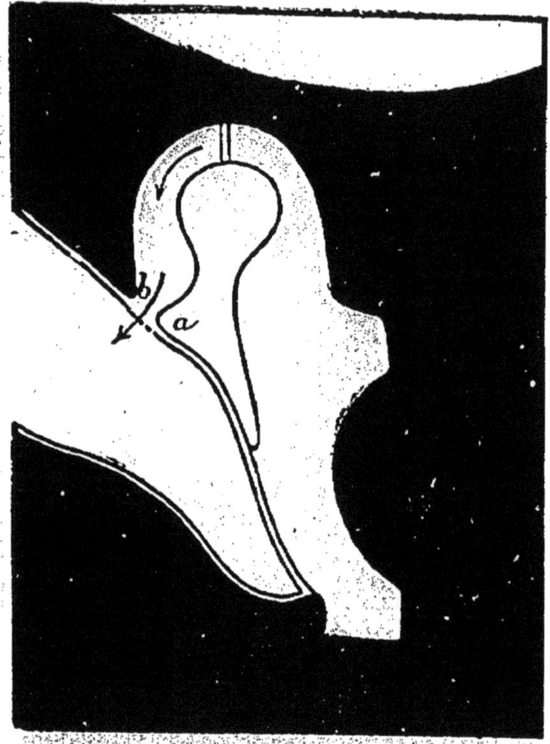

Fig. 5.

La membrane de Shrapnell est comprise entre les saillies *b* et *a*. Les deux flèches indiquent le courant du pus provenant de la tête et du col du marteau. La flèche inférieure traverse la membrane de Shrapnell. Quand cette membrane et le périoste résistent, le pus est refoulé en arrière, suit un mouvement *diamétralement opposé* à celui indiqué par les flèches et a toute son action sur la paroi *supérieure* de l'attique.

Le pus peut gagner la région mastoïdienne.

Si l'infiltration ne suit pas les voies que nous venons d'indiquer, refoulé en quelque sorte *en arrière*, il vient agir sur la paroi *supérieure* de l'attique et provoquer des accidents *cérébraux*.

Nous avons observé plusieurs fois ce fait dans les cas d'inflammations suppurées

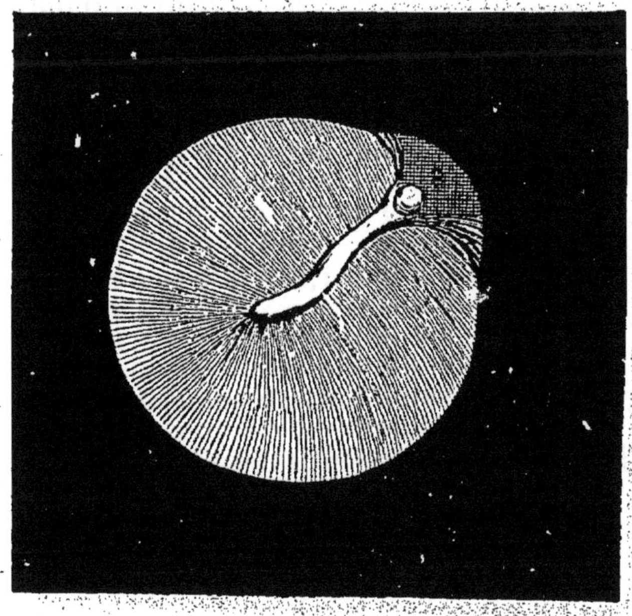

Fig. 6.
a. La membrane de Shrapnell vue de face.

chroniques et *aigues* de cette région spéciale.

V. — La *carie du mur est consécutive* à la

destruction de la membrane de Shrapnell. Il se produit une perforation qui varie d'étendue.

VI. — La *perforation* de la membrane flaccide de Shrapnell est observée dans la proportion de 3 à 4 0/0. Elle est symptomatique de la carie de la *tête* et du *col* du marteau.

Pourtant, elle peut exister indépendamment de cette lésion. On n'est certain de la carie du marteau qu'autant qu'on a senti des rugosités sur l'osselet en introduisant le stylet dans la perforation.

B. — VII. — L'enveloppe osseuse du facial — à cause de sa situation — est battue sur ses deux faces, dans les otorrhées chroniques, par le pus de l'*attique* et par le pus de l'*antre*.

Dans sa partie antérieure, elle est en rapport avec un tissu aréolaire qui la sépare de la paroi postérieure du conduit et qui très facilement se carie.

Quand la lésion siège sur la *face antro-mastoïdienne* de la gaîne, on ne peut pas prévoir ni prévenir la paralysie faciale.

Il n'en est pas de même quand cette lésion est sur la *face auriculaire* de cette gaîne du facial. En observant la paroi *postérieure* du conduit, près du cercle tympanique et de la paroi inférieure du conduit, on se rendra compte de l'existence de lésions qui, pour être *variables d'aspect*, n'en sont pas moins caractéristiques.

C. — VIII. — L'infection de l'attique expose à la *carie de la table interne du crâne.* Elle se reconnaît à la suppuration qui vient d'*en haut.* L'inflammation et la désagrégation lente du tissu osseux de la paroi supérieure de la caisse est la cause des signes *subjectifs* observés en pareil cas, à savoir : l'otalgie, les douleurs temporo-pariétales, les vertiges, les bourdonnements, la dilatation inégale des pupilles, les troubles intellectuels, l'amoindrissement de l'intelligence et de la mémoire, les modifications du caractère, *les fugues*, etc. A l'autopsie, on trouve des lésions dont l'importance est en rapport avec la *durée* et l'*intensité* des symptômes.

D. — IX. — La suppuration de l'attique a pour effet d'amener la *nécrose des osselets*, de produire des fongosités et des masses cholestéatomateuses.

A l'examen, on voit, à travers la perforation, le pus tomber d'en haut, où à l'aide d'un pinceau qui ne se salit *qu'au-dessus*, on constate facilement l'otorrhée de l'attique.

Les rapports de cette cavité et de l'*antre* peuvent donner lieu à un écoulement très persistant. On se rendra compte de la participation de l'*antre* à l'écoulement en faisant une injection intra-tympanique. En effet, si, celle-ci faite, il ressort du pus venant d'en haut, c'est que l'antre est carié. De même, si les masses cholestéatomateuses se reproduisent à chaque pansement, si la fétidité

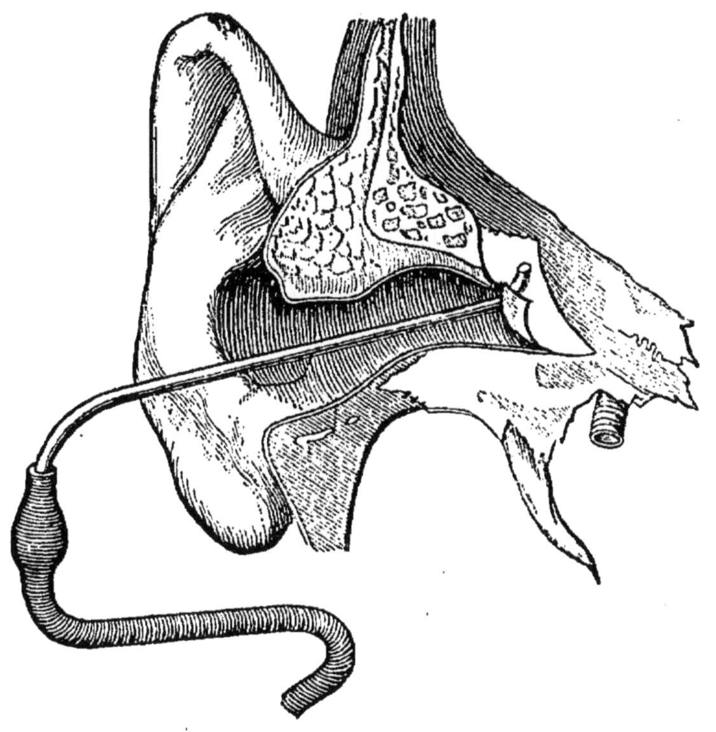

Fig. 7.
Injection intra-tympanique faite avec la sonde de Hartmann (D'après Hartmann).

persiste malgré le traitement déjà suivi, s'il existe une fistule à la partie postéro-supérieure du conduit, on pourra admettre que l'antre est lésé.

X. — La *carie des osselets* se distingue surtout par le siège de la perforation.

Notre ami, le docteur Mignon (1) dit à cet égard :

« 1° Une fistule de la membrane de Shrapnell coïncide avec une large perforation du quart postéro-supérieur du tympan. Dans ce cas, l'enclume et le *col du marteau* sont cariés.

« 2° Une disparition presque complète du tympan et du manche du marteau avec un large polype sous le bord postérieur de la perforation. Diagnostic : carie de l'enclume et nécrose partielle du manche du marteau.

« 3° Une perforation cordiforme du tympan avec soudure du manche du marteau à la paroi labyrinthique et polype rétro-martellaire. Diagnostic : marteau sain. Carie de la longue branche de l'enclume.

1. Principales complications septiques des otites moyennes suppurées et de leurs traitements. Paris, 1898.

« 4° Une perforation de la membrane de Shrapnell avec ou sans polype et une perte presque absolue du tympan avec un moignon du marteau : nécrose du marteau et altération probable de l'enclume.

« 5° L'examen peut ne révéler que des fongosités emplissant la caisse sans trace du manche du marteau. L'élimination des deux osselets est alors probable. »

II.

XI. — On traite *chirurgicalement* ces lésions soit directement par le conduit, soit indirectement en décollant le pavillon. On pratique l'*antrotomie*, l'*atticotomie* et l'*attico-antrotomie*.

En général, les résultats de ces sortes d'interventions ne sont pas bons !

XII. — Difficiles, elles occasionnent souvent la *paralysie du nerf facial*. Schwarte l'a produite six fois ; Lubet-Barbon une fois sur cinq cas ; Luc une fois sur six cas ; Grunert une fois ; Moure neuf fois sur dix-neuf cas.

Les *complications* infectieuses post-opératoires sont fréquentes. Ce sont des inflammations endo-craniennes, des réapparitions de la suppuration, l'érysipèle infectieux (Moure, mort du malade), la méningite (Lubet-Barbon), la phlébite de la veine jugulaire avec paralysie faciale (Moure), la septicémie (Moure).

Les pansements sont très *douloureux* et la *durée* du traitement est longue. L'obligation de bourrer très fortement le conduit de gaze iodoformée est la cause de la douleur. Pour Grunert, la durée du traitement varie de six à onze mois, pour Stacke de deux à neuf mois, pour Schmiegelow, elle est en *moyenne* de trois mois et demi.

Citons encore les excoriations et les fissures douloureuses du conduit.

XIII. — En Allemagne, les statistiques donnent environ *un* échec sur *deux* opérés ! Ainsi :

Sur 33 cas, Stacke obtient 19 guérisons, soit 57,5 0/0.

Sur 43 cas, Grünert obtient 24 guérisons, soit 56 0/0.

Sur 57 cas, Panse obtient 29 guérisons, soit 50 0/0.

La *moitié* des malades, malgré les risques courus et les douleurs endurées *conservent leur écoulement* de l'oreille !

En France, les résultats ne sont pas meilleurs.

Lubet-Barbon et Broca ont eu deux guérisons sur sept cas dont un mort par abcès cérébral, les quatre autres avaient conservé leur suppuration de l'oreille.

Mignon a eu deux insuccès sur deux cas d'atticotomie.

XVI. — Il faut *signaler* encore les poussées d'eczéma, de petits abcès épidermiques, des aggravations de la suppuration, des réparations irrégulières, enfin et surtout la *perte de l'audition* !

Si le *but* de l'intervention chirurgicale est la réunion des deux lèvres de la plaie rétro-auriculaire et l'épidermisation solide, forte et complète de toute la cavité opérée, on peut craindre que ce but ne soit que *fort rarement* atteint !

III.

XV. — Dans un ouvrage — dont nous avons publié une traduction — Schwartze dit (1) : « Je crains que nous n'approchions « d'une période où l'on ne tiendra plus au- « tant compte des indications et de leurs li- « mites qu'il ne conviendrait dans l'intérêt « des malades et de l'opération elle-même. « Tout au moins, *certaines extravagances* « *étranges*, indiquent déjà nettement cette « tendance. »

Cette période redoutée et prédite par ce

1. *Maladies chirurgicales de l'oreille*, par Schwartze, traduction du Dr J.-A.-A. Rattel. Chez Baillière J.-B., Paris, 1897.

rénovateur des grandes interventions sur l'oreille est *arrivée* !

XVI. — Aussi le lecteur est-il plus disposé à comprendre toute *l'importance* d'un traitement rationnel des suppurations de l'attique, simplement basé sur la perforation de la membrane de Shrapnell, l'ablation des osselets, l'aspiration du pus à l'aide d'un vide poussé assez loin, les injections directes intra-tympaniques et l'action sclérogène du *chlorure de zinc* !

Dr J.-A.-A. Rattel.

INTRODUCTION

Les otites moyennes suppurées chroniques présentent un intérêt tout particulier. Elles sont fréquentes et amènent toujours une diminution de l'ouïe. De plus, elles donnent lieu à des troubles généraux de nutrition et entraînent à leur suite des complications dangereuses pour la vie du malade par extension de la suppuration à la cavité crânienne.

Dans le cours de cette année, nous avons eu l'avantage de pouvoir profiter de l'enseignement si éclairé et si bienveillant du Dr Rattel. Nous avons été frappé du nombre de malades se présentant à nous porteurs d'un écoulement continu de cette partie, bien différenciée de l'oreille moyenne, que l'on dénomme l'*attique* et nous nous sommes donné la tâche de nous livrer à l'étude de cette question.

En parcourant les auteurs qui ont traité ce point de la pathologie de l'oreille, nous avons reconnu combien l'intervention chirurgicale avait causé d'engouement. Une statistique dûment établie nous a fait voir l'insuccès et même le danger d'une opération sanglante. Loin de tarir l'écoulement, un vaste délabrement ne fait que l'augmenter ! Nous pensons qu'il faut revenir au traitement médical pur et nous conseillons aux otologistes l'emploi des injections intra-atticiennes de chlorure de zinc qui nous ont donné les plus brillants résultats.

Avant d'aborder cette étude, objet de notre thèse inaugurale, il est de notre devoir d'exprimer notre plus profonde reconnaissance à M. le Dr Rattel, qui a bien voulu nous initier à la science otologique avec une sollicitude et un dévouement sans borne.

Nous prions nos maîtres de l'Ecole de Caen, particulièrement M. le Dr Barette, dont nous avons été pendant deux ans l'interne, de recevoir ici l'expression de notre gratitude pour l'enseignement pratique de la pathologie chirurgicale qu'il nous a donné et M. le Dr Guillet, pour l'excellent souvenir qu'il nous a laissé de son service obstétrical.

M. le professeur Tillaux, en daignant accepter la présidence de cette thèse, nous a fait un honneur que nous ne saurions oublier.

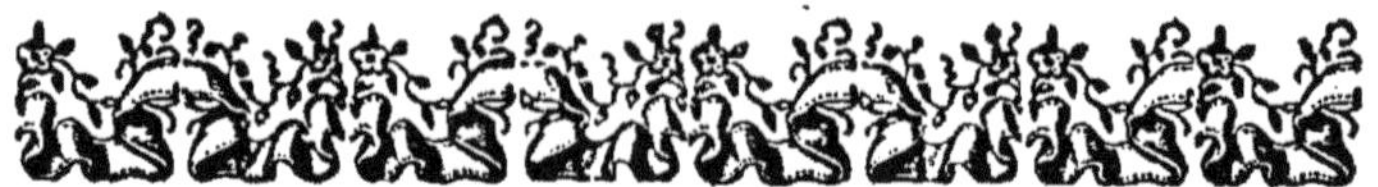

HISTORIQUE

Les préjugés populaires, ayant trait aux écoulements chroniques de l'oreille moyenne, ont régné longtemps et, de nos jours, nous les trouvons encore acceptés dans certaines localités de la Bretagne, de la Normandie et de l'Auvergne. Ils ont causé la perte de l'ouïe et parfois même la mort de bien des sujets. Le public pense que, chez l'enfant, l'écoulement des oreilles est un émonctoire nécessaire qu'il faut se garder de tarir par crainte du passage de la suppuration à un autre organe. Certains médecins se contentent de calmer la douleur à l'aide d'injections de pavot ou de guimauve, parfois même ils ne pratiquent qu'un insuffisant lavage suivi d'une instillation d'huile simple dans le conduit auditif externe et ainsi contribuent, par leur négligence, à ne pas supprimer la secrétion purulente, à entretenir la routine populaire.

Tous les otologistes ont réuni leurs efforts pour combattre des conceptions aussi fausses et aussi dangereuses. Ils ont essayé par tous les moyens en leur pouvoir de vulgariser l'idée que tout écoulement de la caisse doit être énergiquement traité dès son apparition et ils ont écrit nombre de mémoires justifiant combien leur assertion était fondée. Mais il est loin de notre pensée de vouloir passer en revue tous les travaux qui ont été publiés sur les suppurations chroniques de l'oreille moyenne, nous nous bornerons à l'étude de ceux qui concernent la partie supérieure de la caisse connue sous le nom de *attique*.

Il n'y a guère plus de 22 à 24 ans qu'il est fait mention d'une façon spéciale et bien définie des affections de la logette.

Nous voyons en 1874, Orne Green, le

premier, publier des cas de suppuration chronique se donnant jour à travers lamembrane de Scharpnell et siégeant dans l'attique. Cet otologiste fait des lavages et institue l emploi de solutions astringentes comme moyen de traitement.

En 1879, Bezold complète les données de Orne-Green et conseille les lavages pratiqués dans la cavité même à l'aide d'une sonde spéciale.

En 1883, Morpurgo, dans un travail d'ensemble sur ce sujet, recommande les lavages soigneux, quotidiens, de la cavité, suivis d'injections d'alcool et, de plus, insiste sur la nécessité d'agrandir les perforations primitives de la membrane flaccide pour faire un nettoyage à fond de la région.

Ce mode d'intervention se voit appliqué et fortement prôné par Gompez, de Vienne, qui, dans le *Monatschrift*, publie une série de cas de guérisons obtenues, grâce à cette méthode.

Hesler, en 1884, préfère cautériser la

partie malade au moyen d'une perle de nitrate d'argent, portée sur la lésion à l'aide d'un stylet coudé.

Vers 1887, Kustchmann fait remarquer que deux cas peuvent se présenter au clinicien explorant la région : ou, premier cas, il trouve l'attique restant en communication avec le reste de la caisse proprement dite ou, deuxième cas, l'attique est fermée vers le bas. Il conseille de traiter le premier à l'aide d'injections faites par la trompe, le liquide pouvant s'écouler par la perforation de la membrane de Scharpnel. Dans le second, il n'hésite pas à s'attaquer aux osselets, si les lavages faits à l'aide de sa sonde ne donnent aucun résultat.

Ludwigg, quelque temps plus tard publie une étude très documentée sur la carie des osselets et ouvre ainsi la voie à Stacke d'Erfüt qui, en 1891, décrit l'opération connue depuis sous son nom.

Politzer, en 1894, nous donne une topographie des plus détailléesde la région atticienne et, le premier, signale tout un système de cellules bien propres à nous expliquer l'origine et la fréquence de toutes les complications crâniennes si souvent notées.

Enfin Brönner, dans un article paru dans *The Lancet*, en mai 1896, passe en revue tous les modes de traitement des suppurations chroniques de la logette.

En consultant les ouvrages et les études des auteurs que nous venons de désigner nous pouvons nous rendre un compte satisfaisant de l'état actuel de nos connaissances sur le sujet qui nous intéresse.

Pour nous, nous pensons que, malgré des lésions évidentes, on peut obtenir la guérison et éviter au malade une opération grave et infructueuse le plus souvent, si on a soin de suivre avec grande attention et de lutter pied à pied contre la suppuration tout en se réservant d'agir chirurgicalement en cas de complication cérébrale.

Nous ferons une description de l'attique en tant que région anatomique. Nous étudierons en détail l'otorrhée de cette partie de l'oreille moyenne. Nous passerons en revue les divers modes de traitement, tant médicaux que chirurgicaux préconisés et nous donnerons les raisons qui nous ont fait choisir le *chlorure de zinc* de préférence pour nos injections intra-atticiennes.

Nous basant sur les cas d'amélioration profonde et même de guérison radicale observés chez M. le Dr Rattel, nous serons heureux si nous pouvons éviter à quelques malades atteints de cette affection une opération de Stacke trop hativement pratiquée et qui non seulement ne supprime pas l'écoulement purulent, mais ne fait que l'augmenter.

DE L'ATTIQUE

L'oreille moyenne peut être divisée en deux cavités superposées ce qui rend plus facile l'étude pathologique de ses lésions (Voir fig. 1).

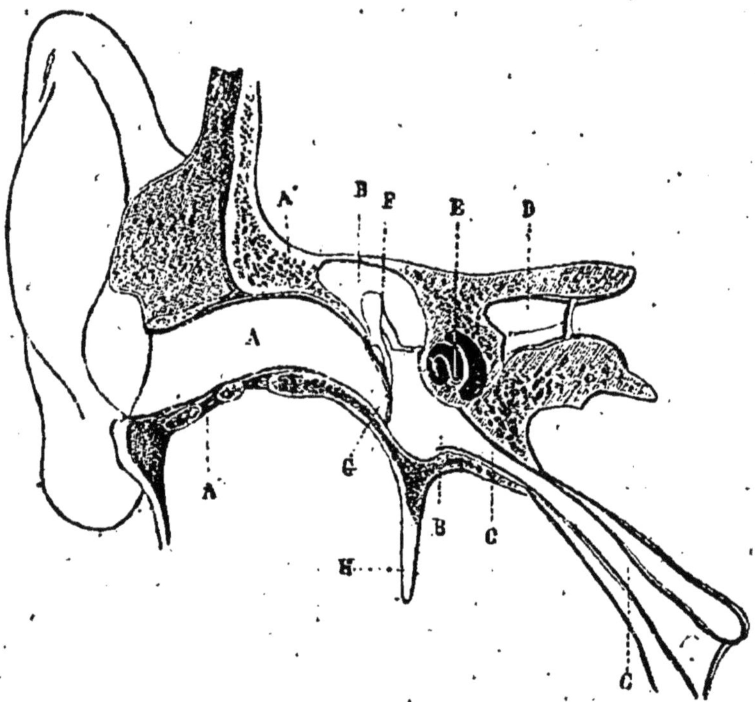

Fig. 1. — Coupe schématique de l'oreille (d'après Tillaux)

AAA. Conduit auditif externe et paroi osseuse du Rocher. — BB. Caisse du tympan et *attique*. — CC. Trompe d'Eustache. — D. Conduit auditif interne. — E. Limaçon. — F. Chaîne des osselets. — G. Tympan. — H. Apophyse styloïde.

La partie inférieure ou caisse proprement dite est limitée en dehors par la membrane du tympan et communique en avant avec la trompe d'Eustache ; la partie supérieure appelée coupole, logette et, dans ces derniers temps, attique, dénomination empruntée à l'architecture, est un petit étage surnuméraire ajouté à la première.

L'attique a, pour limite inférieure, un plan horizontal passant par la courte apophyse du marteau ; la lamelle osseuse plus ou moins épaisse qui la sépare de la cavité crânienne constitue sa paroi supérieure. Sa paroi interne, empruntée au temporal, a un rapport important avec le facial et a été étudiée d'une façon magistrale par Gellé (Voir fig. 2 et 3).

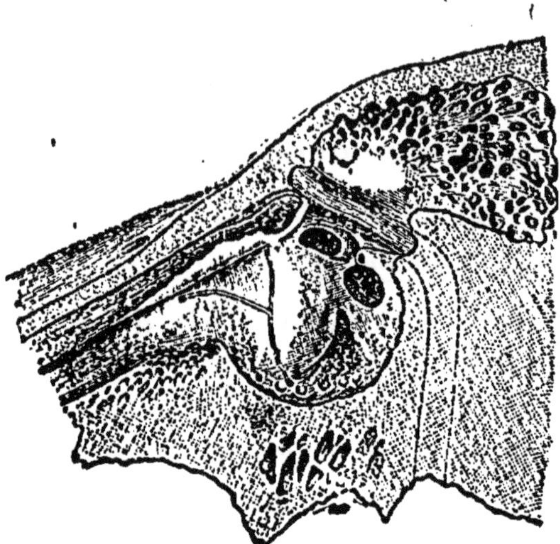

Fig. 2. — Fond de la caisse du Tympan.

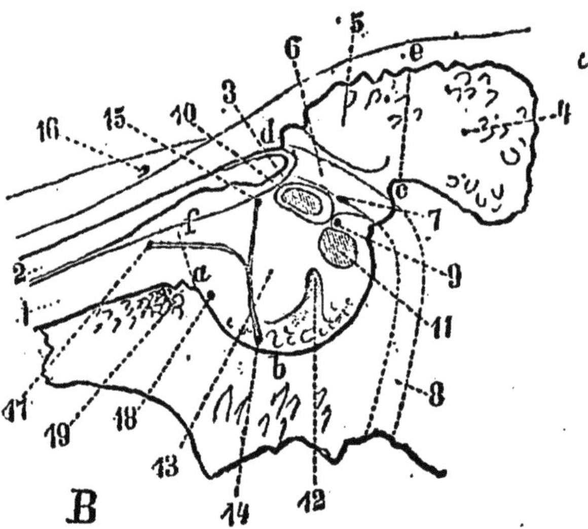

Fig. 3. — Même figure que la précédente, mais schématisée. *abcde.* Paroi osseuse du rocher. — 1. Trompe d'Eustache. — 2. Trajet intra-osseux du facial. — 3. Bec de cuiller terminant la pyramide. — 4. Cellules mastoïdiennes. — 6 et 8. Aqueduc de Fallope. — 9. *Sinus tympani.* — 10. Fenêtre ovale. — 11. Fenêtre ronde. — 12. Fenêtre inférieure du promontoire. — 13. Promontoire, — 14. Nerf de Jacobsen. — 15. Son point d'émergence. — 17. Une de ses branches. — 18. Partie inférieure de la face labyrinthique de la caisse.

Enfin la paroi externe, la plus importante à connaître pour le clinicien, est formée par la lamelle osseuse qui surplombe le tympan qui lui-même, à sa partie supérieure, est devenu flaccide et prend le nom de membrane de Scharpnell.

Tout un réseau de membranes, surtout évidentes quand il y a eu inflammation, relie les osselets entre eux et entre les parois voisines. Il forme un plan plus ou moins complet entre l'attique et la caisse proprement dite et vient limiter la partie inférieure de notre région.

Politzer a vu la logette divisée en sept cavités par les tractus filieux précédemment cités, vestiges d'après lui, du bouchon gélatineux qui emplit l'oreille moyenne à l'état foëtal.

L'attique est extrêmement petite, en moyenne elle mesure treize millimètres de longueur sur six de profondeur et six de hauteur.

Elle donne place, en sa cavité, à la tête

du marteau et au corps de l'enclume. L'articulation de ces deux osselets qui se fait, grâce à un ligament capsulaire et à un menisque en forme de coin, se trouve également comprise dans la région.

Nous trouvons en outre, en allant de bas en haut, la poche de Prussak située entre l'apophyse courte du marteau et son ligament externe ; derrière ce ligament externe, tout à fait au sommet de la logette, nous apercevons le ligament supérieur du marteau et, en descendant légèrement, nous tombons sur le ligament supérieur de l'enclume.

Les artères de la région sont dues, chose très importante à noter, à une branche de l'artère meningée moyenne qui émerge de la paroi supérieure à travers la suture pétro-squammeuse.

Les veines très nombreuses se jettent dans le sinus veineux supérieur pour la plupart, les autres allant se déverser dans le sinus latéral.

Les lymphatiques sont rares dans la logette et très difficiles à suivre.

Les filets nerveux sensitifs et sympathiques viennent se terminer en un plexus à larges maillès situé directement sous l'epithélium. Ils prennent leur origine au nerf de Jacobson, branche du glosso-pharingien, et au filet carotico-tympanique qui émane du plexus carotidien.

La muqueuse qui tapisse l'attique est remarquable par son adhérence extrême au périoste temporal, fait que Troelsch nous a le premier signalé. Elle est dépourvue de glande, si toutefois il en existe dans le reste de la caisse. Son chorion peut se décomposer en deux plans peu distincts.

L'épithélium est formé de cellules plates possédant une couche continue de cellules dites basilaires ou basales.

Avant de terminer cette description sommaire de l'attique, qu'il nous soit permis d'insister sur quelques particularités des plus importantes pour le clinicien qui s'occupe des suppurations chroniques de cette région.

Remarquons que chez l'enfant la paroi supérieure de la caisse possède une suture (*sutura-petrosa-squammosa*) qui résulte de la jonction de la caisse avec la lame interne de l'écaille du temporal et par laquelle, chez le nouveau-né, des travées de tissu connectif vasculaire pénétrent de la dure-mère dans le tympan. Cette suture est effacée chez l'adulte et n'apparaît plus que sous forme d'une ligne finement dentelée, mais les connexions vasculaires n'en persistent pas moins. Faisons macérer un temporal d'adulte et nous pourrons nous convaincre de la réalité de cette assertion.

Hyrtl a attiré notre attention sur un vice de développement de la paroi supérieure de l'oreille moyenne qu'il dit être très fréquent. Il a donné le nom de déhiscence spontanée du toit du tympan à cette anomalie. Ce fait est d'autant plus important à noter que nous savons que le sinus pétreux supérieur chemine exactement au-dessus de cette paroi.

Comme autre particularité à retenir, il nous faut mettre en première ligne la présence de la membrane de Scharpnell venant aider à constituer la paroi externe de la logette. Cette partie flaccide du tympan a la forme d'un triangle à sommet répondant à la petite apophyse du marteau. Elle est très mince, très fragile, d'une couleur rosée et répond au segment de Rivinus. Elle est exactement comprise entre les deux ligaments tympano-malléolaires. Il existe à ce niveau une solution de continuité ou, pour mieux dire, une perte de substance d'environ deux millimètres, ce qui permet la communication de l'oreille moyenne avec le conduit auditif externe.

Il nous faudra avoir toujours présente devant les yeux cette structure de l'attique que nous venons d'exposer pour pouvoir bien nous rendre compte des complications que peut engendrer l'otorrhée chronique de cette région.

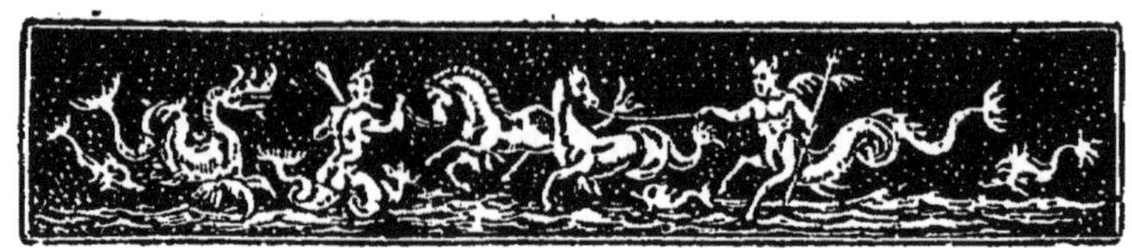

OTORRHÉE DE L'ATTIQUE

L'affection chronique de cette partie supérieure de la caisse est loin d'être rare. Les statistiques, publiées dans le cours de ces dernières années, nous montrent que le nombre des cas cités augmente à mesure que cette lésion est mieux étudiée, Schmiegelow s'est attaché à pouvoir publier un relevé rigoureux de toutes les observations reconnues de cette maladie. Il est ainsi arrivé à établir une moyenne de 2,6 pour cent dans les hôpitaux et de 13,6 pour cent, nombre notablement plus élevé, dans la pratique privée. En France, les médecins militaires examinant dix mille hommes dans les conseils de revision, ont trouvé que 55 avaient été mis dans les services auxiliaires pour cette affection. Nous basant sur cette statistique, nous voyons que la Charente est le département qui compte à son actif le plus de malades atteints de suppuration chronique de la logette, puis lui succèdent la Manche, la Nièvre, les Côtes-du-Nord, accusant une proportion égale.

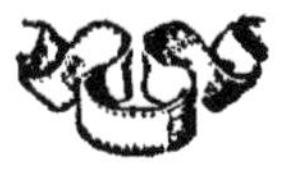

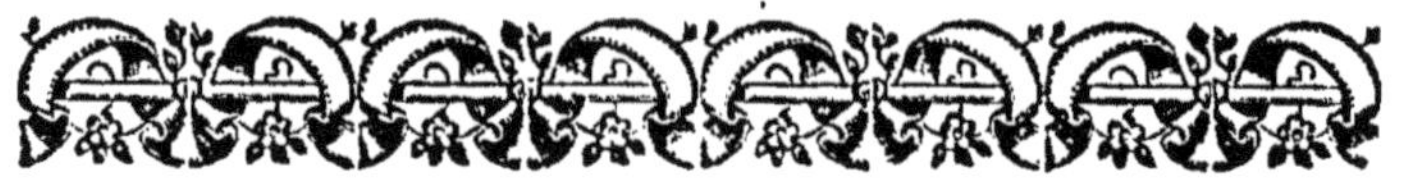

ÉTIOLOGIE

La suppuration chronique de l'attique succède le plus souvent à une otite suppurée moyenne, parfois à une affection du tympan et M. le professeur S. Duplay l'a vue s'établir d'emblée à la suite d'otite catarrhale simple. Il est aujourd'hui prouvé que l'inflammation du conduit auditif externe peut se propager dans la logette, soit en détruisant la membrane de Scharpnell, soit parfois en passant par le trou de Rivinus sans occasionner aucune autre perforation. On l'a vue se localiser en cette région sans gagner le reste de la caisse. Le plus souvent, cette lésion est un reste d'otite purulente chronique de l'oreille moyenne cantonnée en cet endroit difficile à atteindre par les injections médicamenteuses les mieux faites. Nous assistons alors à la guérison de la partie inférieure de l'oreille moyenne pendant que l'attique est encore infectée par les microbes. Rappelons que, lorsqu'il existe une carie de la tête du marteau et du corps de l'enclume, cela engendre une cause d'irritation continue qui entretient la suppuration de la cavité renfermant les osselets.

L'étude des races, au point de vue otologique, n'a pas prouvé qu'il en existe de particulièrement prédisposées à contracter cette maladie.

Les femmes semblent plus souvent atteintes que les hommes. Ce fait est dû à la petitesse plus accentuée de la logette dans le sexe féminin, cause qui la rend moins accessible au traitement général de l'oreille moyenne.

Le nombre des enfants qui possèdent cette affection est considérable et nous voyons beaucoup de suppurations chroniques de l'adulte dater du jeune âge.

L'influence des saisons est de peu d'importance et ne saurait entrer en ligne de compte dans l'étiologie de l'attique. Les maladies infectieuses et diathésiques jouent un grand rôle comme cause de la chronicité de l'écoulement.

Nous savons combien sont fréquentes les associations microbiennes et nous sommes en droit de nous demander si là ne serait pas le principal motif de la persistance de la suppuration.

La scarlatine engendre des nécroses et des caries soit des parois, soit des osselets de la logette.

Les angines granuleuses et glanduleuses sont graves, coïncidant souvent avec la scrofule et la tuberculose. De plus elles retentissent fréquemment sur l'oreille moyenne.

La grippe et la rougeole donnent une statistique imposante des cas d'otite purulente chronique lui succédant.

La diphtérie fait naître généralement une inflammation aiguë de la caisse rarement suivie d'écoulement persistant. Si ce dernier survient, nous ne devrons pas l'attribuer au bacille de Klebs-Lœfler, mais bien à la présence concommittante du streptocoque.

Les polypes et les cholestéatomes guérissent difficilement et se produisent souvent pendant le cours de la fièvre typhoïde.

La pneumonie est ordinairement sans retentissement grave sur l'oreille moyenne et revêt une tendance marquée à se généraliser au segment inférieur de la caisse plutôt qu'à la logette.

Certains tempéraments et certaines idiosyncrasies influent aussi grandement sur la durée de l'écoulement.

La scrofule, si fréquente chez les enfants, donne lieu à une sécrétion purulente d'une ténacité désespérante et le traitement général doit primer tous les autres.

Maurice Reynaud nous signale le peu de

vitalité des tissus chez les diabétiques et nous donne la clef de l'ostéite des parois de la caisse que nous rencontrons chez ces malades.

La congestion locale, constante de la logette et l'altération de nutrition que subit sa muqueuse sous l'influence de l'alcoolisme contribuent pour beaucoup à l'entretien de la suppuration de cette cavité.

Depuis les travaux du professeur S. Duplay et du professeur Fournier, suivis d'une observation de Woakes sur l'existence de véritables gommes en la partie supérieure de la caisse, nous ne pouvons mettre en doute l'influence néfaste de la syphilis.

La tuberculose est de toutes les diathèses celle qui agit le plus sur l'oreille moyenne par sa fréquence, son intensité et sa gravité. On a signalé un tubercule de la caisse de la grosseur d'un œuf de pigeon chez un enfant et Zaufal nous décrit un cas de tuberculose encapsulée du rocher. M. Prévot, dans sa thèse, publie une observation, due à M. le professeur Tillaux, sur un tubercule développé sur le tympan ayant produit une perforation et une otorrhée chronique rebelle consécutive.

L'angine granuleuse et ulcéreuse de nature tuberculeuse est loin d'être rare et la propagation de l'affection par la trompe à la caisse est fréquente.

De plus, toutes les causes qui entretiennent les suppurations en général, tels que la misère, la mauvais hygiène, la malpropreté, ne contribuent pas pour peu, pensons-nous, à l'établissement de la chronicité de l'écoulement de la logette.

ANATOMIE PATHOLOGIQUE

Si nous étudions les altérations pathologiques qui se forment dans cette région sous l'influence de la suppuration, l'augmentation de la masse de la muqueuse sera le premier fait qui nous frappera. Il existe une infiltration considérable du tissu conjonctif, une dilatation des vaisseaux et parfois des néoplasies vasculaires. On voit la couche périostale conservée en partie ou en totalité. Celle sous-jacente à l'épithélium est dépouillée de son revêtement et parfois tellement pénétrée de cellules rondes qu'elle se trouve remplacée par une surface de granulations suppuratives. En certains points de la logette, la métamorphose adipeuse s'est produite par mortification des cellules rondes ; en d'autres, des saillies se remarquent bien circonscrites et dues à une hypergenèse de la muqueuse. Tout à côté on peut constater une destruction de la membrane et même une ulcération profonde allant jusqu'à l'os. On rencontre souvent dans la région voisine de cette ulcération une transformation des éléments lobulaires ou cellules fusiformes qui donne lieu à un tissu connectif résistant analogue au tissu cicatriciel. Le pus que sécrète constamment la surface malade se transforme en une substance visqueuse, il s'épaissit et forme, avec les cellules épithéliales libres et d'autres parties de la secrétion, une masse grumeleuse adhérente surtout à la partie supérieure de l'attique.

Cette sécrétion agit principalement par corrosion et, au-dessous d'elle, on peut découvrir l'os en partie détruit et prêt d'être perforé.

BACTÉRIOLOGIE

Avant de commencer l'étude bactériologique du pus sécrété par la logette, il nous faut poser en principe qu'il n'y a pas de bactéries caractéristiques des suppurations de cette région. Ainsi sur 25 cas, examinés par L. Stern de Metz, nous trouvons mentionnés le staphylococcus albus 6 fois, l'aureus 15 fois, le streptococcus pyocianus 3 fois et le coli bacille 1 fois.

Eschle, Nathan, Schwartze et Trœsch signalent en maintes occasions la présence du bacille de Koch.

Lewis et Schrader ont publié le résultat d'un examen microscopique qui leur a décelé la présence du micrococcus tetragenus.

Si nous en croyons Netter, on pourrait établir le tableau suivant de classement des bacilles par ordre de fréquence : 1° strepto-cocques ; 2° straphylococques ; 3° pneumo-cocques ; 4° bacille de Koch ; 5° bacille de Klebs ; 6° bacille tenuis pyocianus.

Nous pourrions multiplier à l'excès les exemples d'observations microscopiques pratiquées sur les sécrétions dues à l'otorrhée atticienne. Ils tendraient à nous confirmer dans l'idée que tous les bacilles, quelle que soit leur origine, peuvent être reconnus et donner lieu à l'affection qui nous occupe.

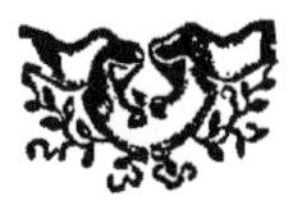

DIAGNOSTIC

Le diagnostic est difficile à établir de façon à pouvoir faire une localisation bien exacte du point de l'attique intéressé. Cette région est pour ainsi dire inaccessible aux rayons lumineux et le stylet doit être manié avec la plus grande douceur et surtout avec la plus grande prudence. Nous serons donc obligés de nous contenter, dans la majorité des cas, d'être à même d'affirmer que certaines suppurations intarissables de la caisse sont certainement dues à une lésion siégeant dans la logette.

Le malade se plaint de douleurs profondes et intermittentes dans l'oreille. Il accuse une irradiation de ses souffrances au-dessus et au-dessous du conduit auditif et une sensation de plénitude du fond de l'oreille parfois intolérable.

Certains auteurs prétendent que la surdité

est moins marquée quand la logette est seule atteinte. Nous ne saurions nous baser sur ce symptôme, car de nombreuses observations s'élèvent à l'encontre de cette assertion.

La gouttelette de pus qui sourd à travers la membrane de Schapnell, perforée pathologiquement ou grâce à la paracentèse, répand une odeur plus ou moins marquée. A une première période, alors que la chronicité s'établit, elle a l'aspect muco-purulent ; à une seconde, cet aspect est le même mais la fétidité est très sensible ; enfin, à la troisième, le pus est épais, particulièrement consistant et d'une odeur repoussante. Il est de règle que cette otorrhée reste longtemps sans cette fétidité, qui. une fois établie, persiste d'une façon remarquable et peut mettre sur la voie de l'affection. La sécrétion souvent abondante, se répand en avant et en arrière à travers l'oreille aussi loin que dans les maladies de l'apophyse mastoïde et simule ainsi une affection de l'antre. Mais, en général, quand la fétidité est excessive et que nous remarquons la présence de minces lamelles cholestéomateuses sous forme de petites pellicules brillantes surnageant et ne se laissant pas mouiller, nous devons aussitôt penser que l'attique est atteinte.

Nous voyons de suite que les phénomènes subjectifs ne diffèrent pas essentiellement de ceux des affections du reste de la caisse, mais l'examen objectif viendra à notre secours pour nous confirmer dans notre diagnostic.

Le conduit auditif externe présente une rougeur marquée et une sécheresse excessive. La membrane du tympan, dans sa partie tendue, conserve sa forme, sa couleur et son éclat normal. La membrane flaccide seule nous montre une teinte foncée ; les vaisseaux du manche du marteau sont injectés et la courte apophyse de cet osselet est indistincte.

Nous apercevons que la partie postérieure et antérieure de la membrane de Scharpnell est repoussée en avant et donne à l'examen au miroir un aspect analogue à celui que l'on obtient en aspirant l'air du méat à l'aide du speculum de Siegle.

Si l'on regarde attentivement la sécrétion du pus qui a lieu en passant par la caisse proprement dite, on remarque qu'il prend son origine à la partie supérieure de l'oreille moyenne et qu'il coule goutte à goutte le long de la paroi interne de la caisse.

A l'aide d'une injection faite dans la cavité atticienne, au moyen de la canule de Hartmann, nous ramènerons des masses caséeuses et fétides et nous aurons ainsi un renseignement précieux sur le lieu d'origine de la sécrétion.

Il est des cas fréquents où, la perforation de la membrane de Scharpnell n'existant pas, on est obligé de la pratiquer artificiellement. Mais, si des pertes de substance de la membrane flaccide sont établies, nous pourrons tirer quelques conclusions, d'après le lieu où elles siégeront, sur le degré des lésions de la logette.

Le professeur Schwartze, sur ce sujet, nous donne de précieux renseignements.

Si le tympan est intact et qu'il existe une

petite perforation au-dessus de la courte apophyse du marteau, ou si, à travers le trou laissé par la membrane entièrement

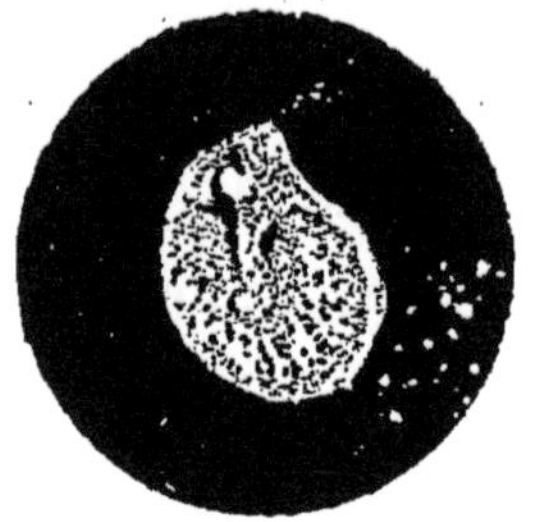

Fig. 4.

détruite (Voir fig. 4), on voit un polype se reproduisant rapidement, cela plaidera en faveur d'une carie du marteau.

La perforation siège à la partie postérieure de la membrane de Scharpnell, elle est bornée à une destruction vraie du tympan tout en haut et en arrière et par ses ouvertures sortent des granulations à large base : on doit penser à une carie de l'enclume. Après constatation minutieusement contrôlée qu'il y a une perforation, quelque petite puisse-t-elle être, de la membrane de Scharpnell, on peut affirmer qu'il existe une affection de l'attique.

Parfois la solution de continuité se trouve recouverte par une mince pellicule croûteuse, il suffit d'avoir présent à l'esprit la possibilité de ce fait pour éviter de méconnaître l'existence d'une perforation de la membrane flaccide.

L'exploration directe à l'aide d'un stylet est très douloureuse et presque intolérable pour le patient. Il faut, avant l'examen, avoir soin de cocaïniser la région à l'aide d'une solution au cinquième. Le stylet coudé manié avec beaucoup de tact et de précaution peut nous conduire sur un point dénudé de l'os formant la cavité atticienne.

Si nous ajoutons, à tous les signes tant objectifs que subjectifs que nous venons de passer en revue, la longueur de la maladie, l'insuccès des traitements médicaux généralement employés, nous pourrons arriver à diagnostiquer avec une grande certitude, une otorrhée de la logette.

PRONOSTIC

L'otologiste doit toujours réserver son pronostic quand il se trouve en présence d'une suppuration chronique de la partie supérieure de l'oreille moyenne.

Tout écoulement ayant un point de départ en ce lieu est grave.

Vers le toit de l'attique, la suppuration peut, par suite de son voisinage et de ses connexions avec la dure-mère, donner naissance tout à coup à de la méningite. La paroi interne, qui forme le massif osseux du facial, arrive parfois à se nécroser et le nerf à se trouver intéressé.

La mastoïdite existe souvent consécutivement à cette affection et engendre rarement il est vrai, une thrombose des sinus.

L'enclume et le marteau peuvent être complètement détruits.

La perforation de la membrane de Scharpnell parvient à s'étendre et à donner lieu à une vaste perte de substance.

L'examen bactériologique vient au secours du clinicien pour qu'il puisse augurer la terminaison et la marche de la maladie. D'après la présence de tel ou tel bacille observé dans la gouttelette de pus retirée de la logette il pourra prédire, presque sans crainte de faire erreur, la marche de l'affection.

Rappelons que, d'une façon générale, les otorrhées de l'attique à streptocoques, sont généralement bilatérales et ont une tendance à déterminer des suppurations intracraniennes. Celles à pneumocoques marchent vite vers la guérison ; elles perforent souvent le tympan, mais la méningite est fort à craindre. Le diplocoque de Friedlander se trouve être rarement cause de cette maladie fort heureusement, car elle est alors des plus graves. Enfin, quand la sécrétion sera déterminée par le staphylococque, nous n'assisterons que très rarement à des complications.

COMPLICATIONS

Le clinicien doit-il se contenter d'avoir découvert et d'affirmer qu'il s'agit d'une suppuration venant de l'attique ? Loin de là il lui faut encore songer à tous les accidents qu'entraîne de temps à autres cette maladie pour déceler, dès sa naissance, tout processus aggravatif quelque bénin qu'il puisse être.

Les microbes se multiplient souvent avec une extrême rapidité, ils sécrètent des toxines en abondance plus considérable et ces poisons de l'organisme sont parfois eux-mêmes plus virulents. La sécrétion otorrhéique rendue davantage dangereuse pénètre dans l'économie par toutes les portes qu'elle trouve ouvertes. Le professeur Moos d'Heidelberg, étudiant cette diffusion du pus fourni par l'oreille moyenne, admet quatre voies : 1° la voie sanguine ; 2° la voie lymphatique ; 3° la voie tympanique et 4° la voie pétro-squameuse.

Otto-Korner de Francfort classe par ordre de fréquence, tous les cas suivants qu'il a pu observer : 1° pachymeningite externe purulente et abcès intra-dural ; 2° lepto-méningite purulente ; 3° tuberculose méningée et cérébrale ; 4° phlébite et thrombose des sinus de la dure-mère et de la jugulaire ; 5° pyohémie générale otitique.

Une complication des plus graves, qui se présente fréquemment, est : l'abcès du cerveau. Nous voyons, L. Piqué nous en citer vingt-cinq cas, Heimann de Varsovie en publier trente-deux et dernièrement Tuffier en annoncer trois nouveau..

Les cas de méningite et de pachyméningite même hémorrhagiques sont loin d'être rares. MM. Politzer, Schwartze, Rattel, Gellé en décrivent de nombreux.

En 1897, M. Delseaux présente, à la société française d'otologie, une pièce anatomique démontrant la thrombose du sinus supérieur.

La tuberculose succédant à l'otorrhée de la logette est signalée pour la première fois par Troelsch et depuis confirmée dans de nombreuses observations.

Toynbee, Wendt, Chimani, Prout insistent beaucoup sur une complication généralement mortelle mais heureusement bien moins fréquente que les précédentes ; nous voulons parler de la carie, parfois très rapide du toit de la logette.

Nous constatons facilement combien l'otorrhée de l'attique peut être funeste pour les sujets qui en sont atteints. Son traitement devra être proportionné à la ténacité de son écoulement et devra en outre être rigoureux.

HISTORIQUE DES TRAITEMENTS

Les écoulements issus de la partie supérieure de l'oreille moyenne ont vu mettre en œuvre, pour enrayer leur développement, et mieux pour les tarir, tous les médicaments sous toutes les formes pharmaceutiques.

La chirurgie ne s'est pas désintéressée d'une question aussi importante et les opérateurs de toute nation sont venus préconiser tour à tour des méthodes diverses pour arriver à détruire jusque dans les parties les plus reculées de l'attique, les produits morbides.

Les difficultés se voient accumulées comme à plaisir pour empêcher la pénétration des liquides médicamenteux dans les replis de la muqueuse qui joue en ce lieu le rôle de périoste. Les tractus fibreux, qui subdivisent en très petites logettes la région qui nous occupe, font que les injections ne remplissent pas la cavité entière de l'attique à moins qu'il n'existe déjà une destruction de ces cloisons causée par la suppuration elle-même.

En 1874, date à laquelle apparaissent les premières études sur les suppurations de l'attique, les solutions astringentes sont préconisées. L'année suivante les caustiques viennent les supplanter.

Depuis 1867, Lister avait bien posé les bases de son traitement antiseptique, mais il n'était employé que pour masquer l'odeur de l'écoulement.

Bezold institue l'acide borique comme topique. Le professeur Schwartze, en 1885 s'élève avec violence contre le procédé de Bezold et le fait rejeter l'année suivante, au Congrès des naturalistes de Berlin.

Depuis cette date, les médecins auristes s'efforcent de trouver un antiseptique propre à détruire les microbes mêmes et à abriter l'organisme de leurs toxines. Ils chassent l'exsudat et tâchent de l'empêcher de se reformer en modifiant la surface sécrétante. Ils désinfectent de leur mieux les parties atteintes et assurent l'écoulement du pus par le drainage tout en évitant les infections qui pourraient venir du dehors. Ils s'efforcent enfin d'éviter toute irritation locale et traitent en outre l'état général du sujet à l'aide d'une médication appropriée.

Mais la caisse du tympan et tout particulièrement l'attique échappent souvent au traitement médicamenteux fait par les mains les plus habiles, aussi les chirurgiens sont-ils venus prêter leur concours aux otologistes. Ils se sont donné pour but de restituer à la plaie sa condition première de vitalité en pratiquant un avivement sur toute sa surface. Malheureusement leurs efforts sont le plus souvent sans succès. Ils n'empêchent pas la plaie de suppurer ; ils augmentent le traumatisme de la région et prédisposent, par leurs vastes délabrements à une infection prompte de l'organisme. Ils irritent le bacille et par suite augmentent son activité secrétante et la virulence de ses toxines.

Riolan, Cheselden, mais surtout A. Cooper et Himly, au commencement de ce siècle nous font assister aux premiers essais chirurgicaux sérieux sur l'oreille moyenne. Quelques années après ces premiers débuts, en France, Itard, Saissy, Menière, Triquet, Hubert-Valleroux et Bonnafont nous donnent connaissance du résultat des interventions pratiquées par eux dans les cas d'affections de la caisse.

Les uns, comme Kessel, opèrent en pratiquant l'ablation d'une partie de la membrane du tympan et enlèvent l'enclume et le marteau. Les autres, comme Wolkmann, vont à l'aide d'une curette nettoyer à fond toute la cavité.

Stacke d'Erfürt, en 1891, décrit l'opération qui porte son nom et qui est adoptée aujourd'hui par la majorité des chirurgiens quand ils désirent agir sur la logette. Ce dernier, d'après son mode d'intervention, détache le pavillon, isole et sectionne les parties molles du conduit. Ayant ainsi obtenu un champ opératoire bien accessible, il enlève alors le marteau et l'enclume si ces osselets sont atteints. Il fait sauter le mur externe de l'attique, mobilise l'étrier et curette la logette. Avant de refermer la plaie il vérifie l'état des cellules mastoïdes et les sonde par *l'aditus ad antrum* si elles ont déjà été envahies par la suppuration.

R. Panse de Halle, le professeur Schwartze, Bronner viennent successivement apporter quelques modifications en l'acte opératoire mais sans rendre toutefois le délabrement moins considérable.

Cette méthode de Stacke fut en grand honneur et des plus employées jusqu'en 1897 où, à la suite d'une publication du Dr Vacher d'Orléans, on finit par reconnaître qu'elle était souvent trop prématurément pratiquée et qu'elle entraînait à sa suite des suppurations interminables.

Il nous faut donc revenir au traitement médical et, parmi les topiques dont l'on a usé dans cette affection, nul ne nous paraît plus indiqué, plus propre à tarir l'écoulement chronique que les injections intra-atticiennes de *chlorure de zinc* pratiquées selon la méthode que nous décrirons.

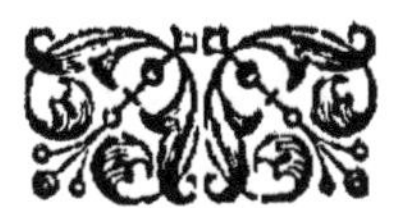

DU CHLORURE DE ZINC

Le chlorure de zinc, corps résultant de la combinaison d'une molécule de zinc avec deux molécules de chlore, a pour formule $ZnCl^2$. A l'état anhydre, il cristallise facilement, il est blanc, fusible à 250° et volatil à 680°. Dans la pratique, nous n'avons jamais affaire à ce sel entièrement déshydraté. Nous le trouvons sous forme d'une masse onctueuse et déliquescente, d'une saveur brûlante, d'une densité égale à 1.753 et se sublimant lentement à la chaleur rouge. Ce corps possède une grande affinité pour l'eau et se dissout dans l'alcool en s'y combinant. Il nous faut, de toute nécessité, le conserver dans des flacons bien hermétiquement bouchés, car, en présence de l'humidité atmosphérique, il y aurait formation d'un oxychlorure de zinc.

Dans l'industrie, on le prépare en faisant agir de l'acide chlorhydrique sur les rognures qui ont servi à la préparation de l'hydrogène. Obtenu de cette façon, il n'est jamais chimiquement pur. Il contient des traces de fer, de nickel, de cobalt et de manganèse qui pourraient nuire à son action, aussi lui fait-on subir une rectification à l'aide de l'hydrogène sulfuré et de l'acide sulfurique.

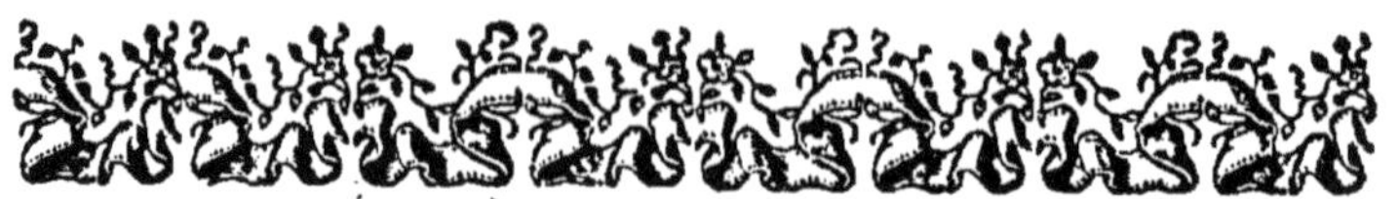

EMPLOI DU CHLORURE DE ZINC

Le chlorure de zinc en tant que produit chimique a été étudié et ses affinités bien élucidées dès 1820 par les chimistes. Il resta inutilisé en pratique médicale et chirurgicale longtemps après que sa propriété d'être caustique et de donner avec les produits albuminoïdes des composés insolubles eut été déterminée.

Ce fut en 1838, qu'un chirurgien du nom de Canquoin essaya de détruire à l'aide d'une pâte à base d'oxyde et de chlorure de zinc les produits cancéreux. Il proposa le rejet de l'ablation de ces tumeurs par le bistouri et cita une série de cas où l'intervention avait été évitée grâce à son procédé. Cette méthode rencontra de nombreux détracteurs et son emploi ne fut pas généralisé.

Pendant cinq ans nous ne voyons paraître aucun ouvrage ayant trait à ce sujet. En 1843, Bonnet reprend la question. Il examine toutes les circonstances où ce sel peut être employé en chirurgie et donne des indications très précises sur le mode d'en user.

Quelques années plus tard prend naissance un nouveau caustique que l'on dénomme pâte de Vienne et, en 1854, Girouard nous donne le résultat de ses expériences comparatives sur la causticité des deux topiques.

Maisonneuve se sert lui aussi de ce mode de destruction des tissus. Le chlorure de zinc se trouve bientôt employé avec circonspection et habileté et ne tarde pas à donner des résultats encourageants que nous pouvons trouver relatés dans les communications faites, en 1869, par Moore, Luton, Richet, Théophile Anger. Jusqu'à cette époque, nous voyons ce sel n'être utilisé qu'en chirurgie générale, les spécialistes n'osent s'en servir à cause de sa puissance corrosive considérable. Ils le trouvent difficile à manier et redoutent les hémorrhagies à la chute de l'escarre. Le professeur Duplay et le professeur Schwartze furent les premiers à attirer l'attention des otologistes sur les bienfaits que pouvait donner son emploi dans les affections suppuratives chroniques de l'oreille moyenne. Depuis il n'a fait que de se généraliser.

Dans ces dernières années, le chlorure de zinc a été étudié au point de vue de sa puissance microbicide et a donné lieu aux opinions les plus divergentes. Certains auteurs, comme Koch, pensent qu'on ne peut compter sur ce sel, certains autres et nous nous rangerons à leur avis, comme Petenkofer et Mehlhausen croient qu'il jouit de propriétés antiseptiques importantes.

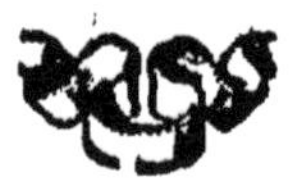

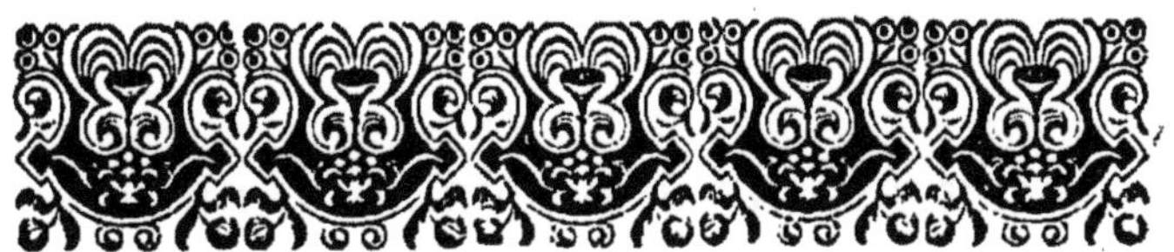

MODE D'ACTION

Le chlorure de zinc, surtout sur les muqueuses, possède une grande causticité et a en outre une action coagulante remarquable. Les solutions à 1/10 à 1/12 et même à 1/20 gardent encore ces deux propriétés et on peut voir leur action prolongée déterminer des escarres assez profondes pour produire l'ouverture de vaisseaux importants. Les auteurs allemands, Brick, en 1860, puis Lamblt et Koch se sont surtout livrés à des expériences ayant pour but d'établir le mode d'action de ce caustique sur les tissus sains. En ces dernières années, Lannelongue, Mauclaire, Polis, David, Timmermann se sont occupés des modifications causées par cet agent sur les éléments pathologiques.

Mettons une goutte de sa solution concentrée en contact avec un tissu sain et suivons attentivement les phénomènes qui vont avoir lieu. Il se produit, dans les premières heures qui suivent notre application, une dégénérescence graisseuse des éléments. Les cellules endothéliales sont complètement détruites. Des gouttelettes graisseuses, faciles à reconnaître grâce à leur réfringence, sont contenues dans toutes les cellules. Des granulations protoplasmiques et bientôt une liquéfaction complète des éléments cellulaires apparaissent à nos yeux. Laissons l'action caustique se continuer, une momification des tissus ne va pas tarder à avoir lieu. A ce moment nous constatons que l'aspect des éléments n'a pas changé d'une façon notable mais qu'il existe en ce point une croûte blanchâtre, dure, sèche, friable, sillonnée de fentes et de stries transversales qui en dénotent la fragilité.

Poussons plus loin notre examen et nous trouvons, logées dans quelques espaces lacunaires et éparses dans l'escarre, de fines lamelles brillantes qui ne sont autres que des dépôts de zinc métallique qui ont pour effet d'arrêter l'envahissement dans la région profonde du caustique. Les artères et les veines qui viennent ramper dans la partie périphérique de l'escarre ont subi une diminution de volume sensible. Le sang a donné un caillot dur et arrondi qui remplit totalement la cavité des vaisseaux. Si, au lieu de nous être servi d'une solution concentrée, nous avions usé d'une solution étendue, nous n'aurions obtenu qu'une dégénérescence graisseuse sans coagulation du sang ni momification des tissus.

Sur les éléments pathologiques, l'action du chlorure de zinc est surtout précieuse à noter. Il détermine leur transformation fibroïde et vient substituer à un tissu malade un autre plus résistant. Il se fait, au contact de la substance injectée, au sein de la muqueuse, un afflux énorme de cellules embryonnaires qui s'organisent avec une grande rapidité. Ce sel fixe en les tuant les éléments anatomiques au point où il a été déposé et même à une assez grande distance. Il produit une série de petites hémorrhagies capillaires et donne lieu à un coagulum sanguin oblitérant les petits vaisseaux. Il provoque enfin une irritation des parois vasculaires engendrant une artérite oblitérante définitive. Les éléments anatomiques privés de vaisseaux, donnent naissance à un tissu fasciculé, grisâtre, sec, insensible et d'épaisseur variable. La petite escarre qui se forme sous son influence, apparaît comme une pellicule blanche ou gris bleuâtre, possédant trois couches, une sèche, une vasculaire et une striée. Elle disparaît en un ou deux jours, après avoir été complète de douze à vingt-quatre heures.

Le chlore, à lui seul, est cause de la dégénérescence graisseuse. Le métal subit diverses transformations. Une partie, grâce à la présence des matières albuminoïdes, donne avec ces dernières un albuminate de zinc insoluble, l'autre subit bientôt l'action des acides gras et fait naître des composés propres à enrayer l'extension de la cautérisation.

Nous pouvons facilement déduire, des propriétés que nous venons d'énoncer, le mode d'action de la solution du chlorure de zinc mise en contact avec la muqueuse de l'attique malade. Ce sel agit par son action coagulante et surtout par son action fibroïde. Nous voyons les éléments de néoformation s'éliminer en se nécrosant et une petite nappe de pus les séparer des tissus normaux. Un véritable magma caséeux, dû à la combinaison du métal avec les matières albuminoïdes, prend naissance et est bientôt expulsé. Nous avons alors sous les yeux une muqueuse mise à nu, infiltrée de cellules embryonnaires et plus apte que jamais à subir l'action du topique.

Les tractus fibreux qui divisent l'attique en logettes peuvent, comme nous l'avons vu, ne pas être entièrement détruits. Ils subissent, eux aussi, la transformation fibroïde et contribuent ainsi à la guérison en formant une barrière plus difficile à être franchie par l'élément pathogène. Quand la suppuration n'a pas atteint les osselets, le revêtement qui les entoure subit toutefois une modification identique. Si le marteau se carie, il se produit autour une gangue peu fragile et imperméable. La membrane de Scharpnell, s'il existe une petite perforation, peut réagir sous l'action du chlorure de zinc et secréter une lymphe plastique qui, en s'organisant, parvient à rétablir sa continuité. Quand la perte de substance est considérable et qu'il y a destruction totale de la membrane flaccide, nous ne pouvons obtenir une oblitération complète de l'orifice qui en résulte.

Nous employons le chlorure de zinc, de préférence à tous les autres topiques ayant une action identique, parce que son degré d'action est facile à régler et que la douleur provoquée par son instillation est pour ainsi dire nulle. Les alcalins, potassium, sodium, calcium, sont des caustiques liquéfiants et possèdent le grand inconvénient d'amener, même à très faible dose, la momification des tissus.

L'emploi du nitrate d'argent, conseillé par Schwartze, est contrindiqué toutes les fois qu'il existe une large perforation. De plus, son application donne lieu à une recrudescence de l'inflammation, et la souffrance due à son injection est parfois intolérable pour le patient.

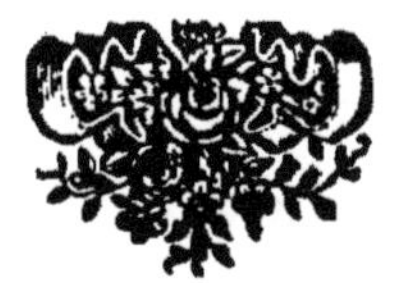

TECHNIQUE OPÉRATOIRE

La solution de chlorure de zinc au dizième est celle à laquelle nous donnons la préférence.

Avant de vouloir en instiller quelques gouttes dans l'attique, nous avons à prendre certaines précautions. Nous devons nous assurer si la membrane de Scharpnell est perforée et de plus voir si cette perforation mesure au moins deux millimètres pour que notre sonde puisse pénétrer dans la logette.

Dans le cas où il n'y aurait pas solution de continuité, nous ferons la paracentèse en ayant toujours présents à l'esprit les conseils donnés par Gellé à ce sujet.

L'attique doit être débarrassée du pus qui l'encombre pour que l'injection de chlorure

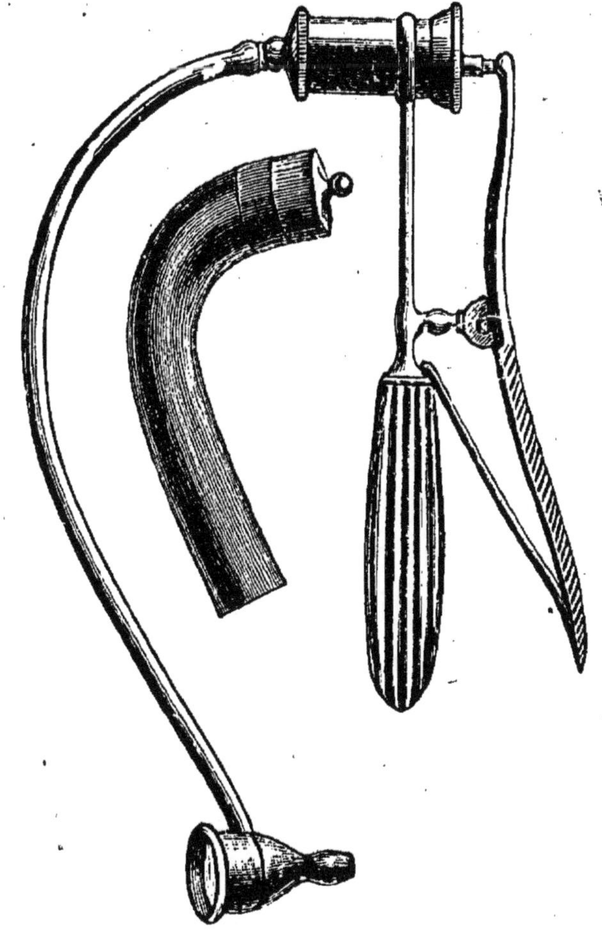

Fig. 5. — Aspirateur de Delstanche pour vider l'attique du pus qu'elle contient avant les irrigations directes.

de zinc agisse avec tout son effet en se mêlant aux substances septiques et en pénétrant les éléments anatomiques. Dans ce but, les lavages à l'aide d'un liquide inerte et les insufflations d'air pratiqués par la trompe d'Eustache ont été indiqués par un grand nombre d'auteurs.

Selon nous ils sont loin de donner les résultats que l'on obtient par l'aspiration pratiquée avec l'appareil suivant.

Une poire en caoutchouc d'une contenance de 25 à 30 centilitres, munie d'un tube de 10 à 15 centimètres de longueur, terminée par un embout peut servir à faire couramment ces aspirations, pourvu que l'épaisseur de la paroi permette de faire une aspiration correspondante à un vide de 10 à 15 centimètres de mercure. Mais on arrive à un résultat infiniment meilleur avec l'aspirateur imaginé par le Dr Rattel et dont il se sert couramment à sa clinique. Cet appareil consiste essentiellement en une pompe à vide d'Alvergnat fixée sur une conduite d'eau et

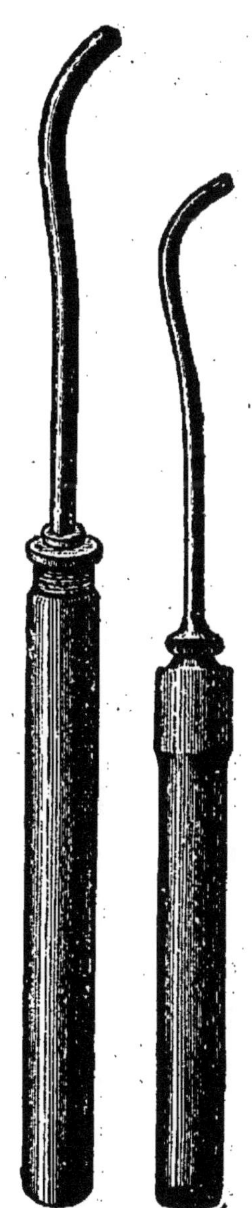

Fig. 6. — Sonde de Hartman.

qui fait le vide dans une tuyauterie dans la continuité de laquelle se trouve un manomètre à eau très sensible, dont l'extrémité terminée par un embout est capable de s'appliquer dans le conduit de l'oreille malade. Cette aspiration faite, il y a lieu de procéder à l'irrigation directe de l'attique : les irrigations se font à l'aide de la canule de Hartmann bien connue des otologistes et de la façon suivante :

Le malade est placé dans la position de l'examen de l'oreille. La tête un peu inclinée sur l'épaule opposée, le tympan est éclairé par le miroir frontal et un spéculum métallique. Un plateau échancré est maintenu au-dessous de l'oreille pour recevoir le liquide provenant du conduit auditif (voir fig. 10). L'opérateur après avoir fixé le spéculum avec la main gauche, saisit la canule avec la main droite et l'introduit à travers la perforation de façon à ce que le liquide soit dirigé vers l'attique. A ce moment-là, on laisse couler le liquide de l'appareil adapté à la canule, qu'il

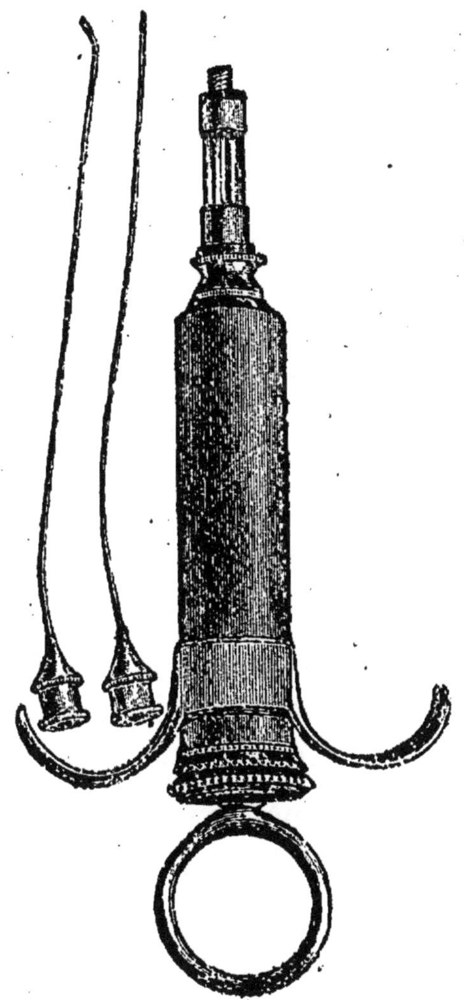

Fig. 7. — Seringue avec sonde d'Hartmann, pouvant servir à faire des irrigations de l'attique.

s'agisse d'un laveur cylindrique, d'une seringue anglaise, d'une poire en caoutchouc ou d'une seringue à hydrocèle.

Le liquide doit être chaud, aseptique ou antiseptique. Nous faisons précéder les injections au chlorure de zinc d'injections au sublimé au 2/1000 ou suivant la formule ci-contre = Sublimé 0,25. Résorcine et Hydrate de chloral 2 gr. pour 1 litre. Au bout de quelques injections, on voit les tissus se déterger et les bords de la perforation devenir plus épais et plus réguliers : les tissus sont préparés à la réparation. Les sécrétions diminuent, sont moins grasses, moins épaisses, et les phénomènes subjectifs dont se plaignent les malades disparaissent.

Les injections intra-tympaniques sont sans danger, des phénomènes vertigineux sont les seuls accidents qu'elles produisent et encore disparaissent-ils rapidement. Les injections intra-tympaniques au chlorure de zinc doivent être rejetées toutes les semaines ou les deux semaines. Il serait bon de faire les injections antiseptiques tous les jours.

Observations recueillies au Dispensaire otologique du Louvre

OBSERVATION I

Madame L..., rue Notre-Dame-de-Lorette, âgée de 28 ans, nous est adressée par son pharmacien, pour une suppuration ancienne de l'oreille droite au mois de mars 1898.

Cette dame, très soigneuse de sa personne, est atteinte, depuis l'âge de 13 ans, d'un écoulement d'une grande fétidité et d'une persistance qui la désole. Elle s'est fait avec grand soin des lavages d'eau boriquée et rien n'a changé.

D'un tempérament sanguin, sa santé générale est bonne. Elle n'éprouve aucun malaise et la gaieté de son caractère n'a pas varié. Elle n'a jamais, même au début, eu de douleurs vives dans l'oreille. Jamais elle n'a eu de poussée aiguë avec écoulement plus abondant. On ne constata chez elle ni rhinite sèche, ni pharingite granuleuse, mais un état catarrhal naso-pharingien.

A l'examen du conduit auditif, on voit descendre de la partie supérieure du tympan, jusqu'au niveau du promontoire, une petite traînée de pus qui ne couvre que le 1/4 antérieur de la membrane, le reste ayant gardé ses caractères normaux.

Avec un peu de ouate stérilisée, on enlève ce pus, on trouve la partie antérieure du tympan transparente et le triangle lumineux n'a subi aucune altération. Au-dessus de la courte apophyse du manche du marteau, il existe une perforation de la dimension d'une demi-lentille, avec, au centre, une granulation qui s'est détachée sous le pinceau après un frottement assez vif et en laissant couler un peu de pus.

La perforation doit être rendue perméable.

Dans ce but, on injecte quelques gouttes de la solution suivante : hydrate de chloral, 2 gr. ; résorcine, 2 gr. ; sublimé, 0,25 ; eau, un litre ; puis, à l'aide d'un pinceau stérilisé, on fait une cautérisation au chlorure de zinc.

La malade revient tous les trois jours et, à chaque séance, la cautérisation est pratiquée. Au bout de douze jours, la solution de continuité est parfaitement libre. On voit paraître le marteau et l'enclume. Alors, la sonde d'Hartmann étant introduite dans l'oreille moyenne, on injecte avec une assez forte pression une petite quantité de la solution tiède de chlorure de zinc au dizième dans l'attique. La patiente est prise d'un vertige considérable, obligée de s'asseoir, elle reste environ cinq minutes dans un état syncopal. L'accumulation du liquide dans la logette due à sa sortie difficile par la sonde qui occupe toute l'ouverture tympanique, nous explique ce vertige. Avant l'injection, nous avions eu soin de vider l'at-

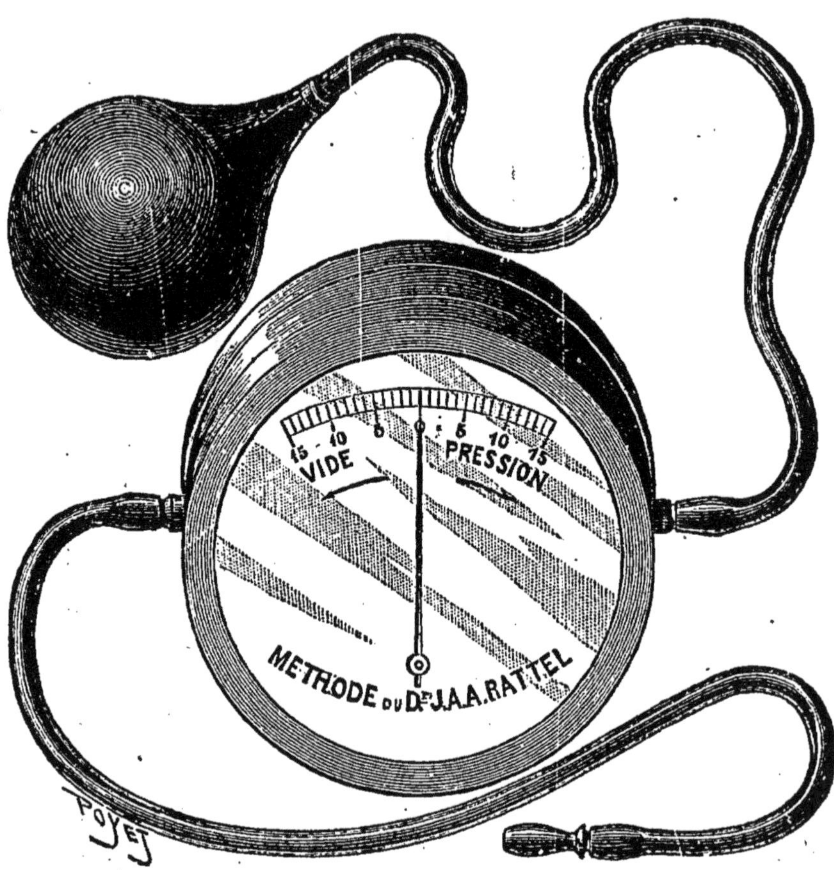

Fig. 8. — Masseur Rattel pouvant servir à vider l'attique du pus qu'elle contient avec un vide mesurable de 0 à 15 cent. d'Hg.

tique en faisant une aspiration de 30 à 40 cent. de mercure (voir figure 8).

Trois jours après, la malade revient, l'écoulement est aussi abondant, mais il est moins consistant, et la fétidité a disparu. Une deuxième injection est pratiquée dans les mêmes conditions que la première. La sortie du liquide est plus facile, l'ouverture étant dégagée et il ne se produit point de vertiges.

Après cette séance, à l'examen pratiqué au bout de trois jours, nous voyons que l'écoulement a diminué de quantité et qu'il devient de plus en plus séreux. Sa fétidité n'a pas reparu. Il n'en est pas moins fait une troisième injection.

Quand nous examinons la malade qui nous est revenue très satisfaite de n'avoir pas vu son coton taché, et qui nous déclare que son oreille ne coule plus, nous apercevons une perforation très nette, la muqueuse de l'attique est sèche. L'aspiration ne fait plus sourdre de gouttelettes de pus.

Les injections au chlorure de zinc n'ont pas été continuées et cette dame, examinée de trois jours en trois jours pendant un mois, a été considérée comme guérie.

L'audition qui avait été très insuffisante au début (montre entendue seulement au contact et voix haute à 1 mètre) était redevenue beaucoup meilleure.

Nous conseillons à notre cliente de faire des douches du nez et l'arrière-nez pour la garantir contre les accidents qui ont eu lieu au début de son mal.

Remarque. — Il s'agit d'une infection de l'attique d'origine naso-pharingienne absolument localisée à cette seule portion de l'oreille moyenne. La durée des accidents a été longue, les lésions bien nettes et la perforation petite. Les injections de chlorure de zinc ont été très rapidement efficaces et les modifications de l'organe ainsi que les troubles fonctionnels considérables ont été très évidemment modifiés par le traitement spécial institué.

OBSERVATION II

Madame P..., âgée de 33 ans, bonne santé apparente, aucune maladie de jeunesse, habitant Compiègne, nous est adressée dans le cours de l'année 1895 par le Docteur Wurtz.

Depuis dix ans, cette dame présente du côté gauche un écoulement d'une abondance variant par intervalle. Il est à certains moments réduit à un simple suintement. Elle s'est fait soigner par divers spécialistes et aucune amélioration ne s'étant produite, elle vient nous demander conseil.

Elle nous déclare avoir un écoulement non fétide, parfois teinté de sang et de plus une surdité marquée du côté gauche, sans bourdonnements ni vertiges. Cette affection ne l'empêche pas de voyager beaucoup et de passer une partie de l'année à la mer.

A l'examen de l'oreille, nous sommes frappés par la rectitude et la largeur du conduit auditif. Nous voyons sourdre du pus à la partie inférieure provenant de la moitié supérieure et postérieure du tympan (Voir fig. 9) qui manquait en cet endroit et était comblé entièrement par une granulation assez saillante, très rougeâtre, saignant facilement et occupant particulièment la région des osselets.

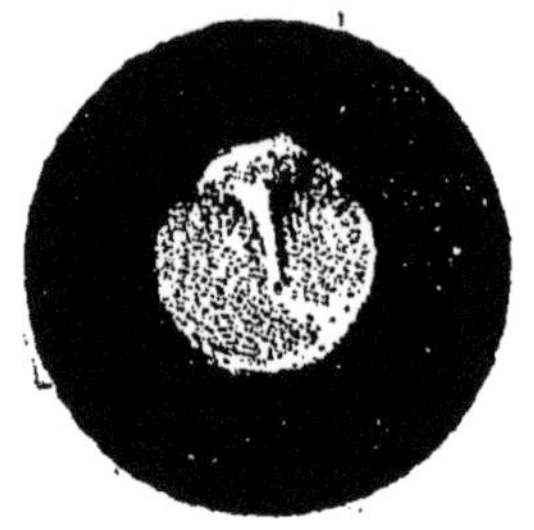

Fig. 9.

On institue d'abord un traitement pour antiseptiser le conduit et l'on cautérise la granulation avec du chlorure de zinc. Pour abréger la durée de la réduction du produit morbide, on le cautérise deux fois au galvanocautère. Aucune douleur n'est ressentie par la patiente.

La caisse, ainsi débarrassée de cette granulation qui avait son point d'adhérence sur la paroi interne, donne lieu à une suppuration moins abondante. Il reste alors un suintement purulent du fond de la logette descendant visiblement de la coupole qui communique par sa partie inférieure avec le reste de l'oreille moyenne.

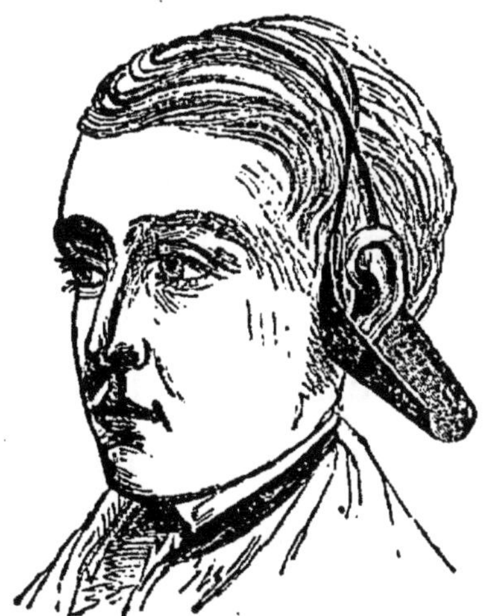

Fig. 10. — Récipient permettant à l'opérateur de faire l'injection intra-tympanique sans aide.

Les injections au chlorure de zinc au dixième sont faites avec la sonde de Hartmann de trois jours en trois jours. Après dix interventions environ la caisse fut débarrassée de cette sécrétion purulente. A chaque injection intra-attique, on retrouvait dans le liquide sali, en outre des flocons de moins en moins considérables de pus, des petites masses de substance compacte et graisseuse et quelques débris osseux qui se détachaient de la coupole. La malade accusait un léger vertige dû à la pression du liquide au moment de son arrivée dans la logette. Il n'existait pas de rétention.

Notre patiente revue alors, à quinze jours d'intervalle, pendant trois mois, finit par présenter une cavité tympanique complètement épidermisée avec des osselets conservés et une large fenêtre occupant toute la moitié postérieure du tympan au niveau de laquelle on applique une boulette de ouate pour protéger l'oreille moyenne et rétablir l'audition dans une mesure suffisante.

Remarque. — Il s'agit ici d'une otite moyenne suppurée chronique rendue persistante par la production d'une large granulation de l'attique qui communiquait avec le reste de la caisse. Les injections de chlorure de zinc ont triomphé des lésions de la caisse proprement dite aussi bien que de celles de la logette. Le traitement a été un peu long, voilà quel a été le seul inconvénient.

Quant au point de départ de cette infection de l'oreille moyenne nous l'attribuons à la rhinite atrophique dont était atteinte depuis longtemps notre malade.

OBSERVATION III

Mademoiselle H..., demeurant à Paris, place Saint-Sulpice, âgée de 14 ans.

Mademoiselle H..., avait déjà perdu trois sœurs atteintes de phtisie pulmonaire. Grande, blonde, elle paraît d'une constitution robuste, pas de maladies antérieures, mais vivant dans le même milieu, dans le même appartement et dans la même chambre que ses sœurs défuntes. Les parents, qui sont dans une situation aisée, occupent à l'entresol un appartement assez grand, mais mal éclairé et encombré partout de meubles.

Sa mère, en septembre 94, nous amène son enfant pour un écoulement de l'oreille gauche qui date de trois ans, tous les matins la malade trouve le coton qu'elle met dans son oreille teinté par du pus et elle se contente de faire de temps en temps une injection peu abondante d'une solution boriquée faible et tiède. La sécrétion était un peu fétide, mais c'était là, avec une surdité assez marquée (montre au contact), tout ce que l'enfant et la mère signalèrent.

A l'examen, après un nettoyage du fond du conduit, nous trouvons une perforation tympanique siégeant au niveau du segment postéro-supérieur qu'elle occupait entièrement, obstruée par du pus qui une fois enlevé laisse voir la portion correspondante de la chaîne des osselets. Ceux-ci sont conservés entièrement. A l'examen bactériologique du pus, nous trouvons des bacilles de Koch. Avec une poire en caoutchouc armée d'une sonde de Hartmann, nous faisons dans la caisse une injection qui amène au dehors, avec une certaine quantité de pus, des produits graisseux abondants qui tombent au fond de l'eau qui a servi à l'injection : ce fait établit que la caisse communiquait largement avec l'attique et que la suppuration siégeait dans le diverticulum de l'oreille moyenne.

Nous instituâmes un traitement qui consistait à maintenir l'état général, à faire de l'antisepsie du nez et de la gorge et du conduit auditif externe (cette partie confiée aux parents de la malade) et à pratiquer tous les jours des injections intra-tympaniques avec une solution de sublimé, résorcine et hydrate de chloral, précédées d'une injection de chlorure de zinc au 1/10 tous les 3 jours (cette partie du traitement exécutée par nous). Sans complication, sans réaction, ce traitement a

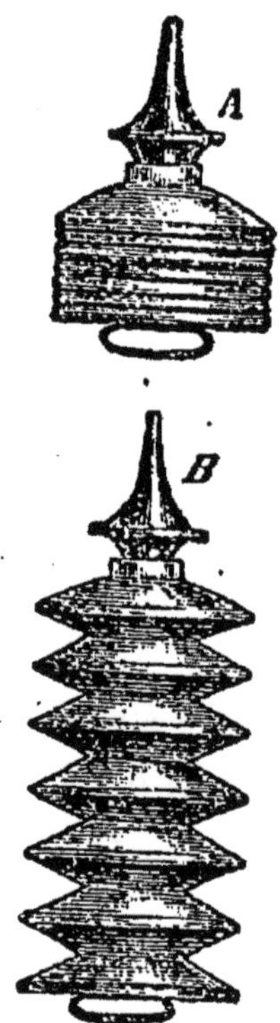

Fig. 11. — Seringue pouvant servir à faire l'injection dans l'attique avec la sonde d'Hartmann.

été prolongé pendant cinq semaines au bout desquelles l'écoulement avait disparu. A ce moment nous avons appris à la maman à faire elle-même ces injections intra-tympaniques qu'elle a continuées pour assurer le résultat obtenu sans toutefois faire des injections au chlorure de zinc.

Un an après nous avons revu la malade dont l'écoulement ne s'était jamais reproduit, la perforation n'était pas cicatrisée, et la surdité existait.

Ce que nous *remarquons* plus particulièrement dans cette observation, c'est que si le milieu infecté par les sœurs de la malade mortes de tuberculose n'a pas été la cause déterminante de cette otorrhée de l'attique, ce qui nous surprendrait beaucoup, il a contribué certainement à l'entretenir pendant longtemps. Néanmoins le traitement en a eu raison dans les conditions habituelles.

OBSERVATION IV

Monsieur H..., âgé de 54 ans, professeur au lycée de Valenciennes, vient nous consulter en 1897 pour l'écoulement peu abondant fétide de l'oreille gauche, dont le début remonterait à une dizaine d'années. Pas de bourdonnement, pas de vertige, surdité très marquée.

A l'examen, nous découvrons à la partie antérieure et supérieure du tympan (Voir fig. 12) au dessus de la petite apophyse du manche du dû marteau restée apparente, une gouttelette de pus qui descend en avant du tympan jusque vers la partie inférieure du conduit en ne recouvrant qu'une partie de la moitié antérieure du tympan. Séchée, elle

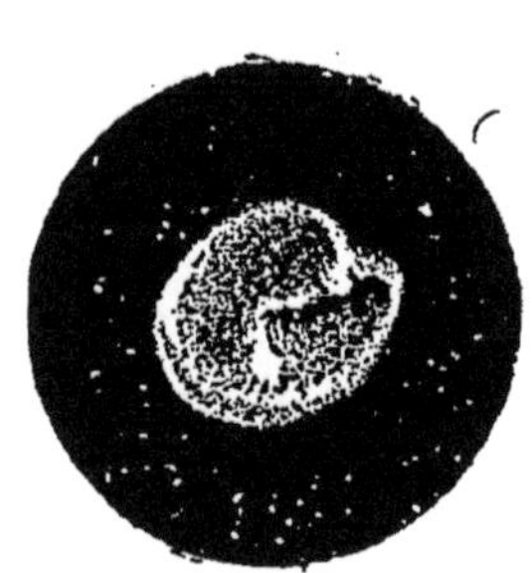

Fig. 12.

laisse voir une perforation de la grandeur d'une lentille, de forme arrondie, dont la plus grande partie est taillée dans l'avant-mur comme à l'emporte pièce.

Plus profondément, apparaît en partie la tête du marteau. Une injection poussée à travers cette perforation et dirigée en haut nous donne un peu de pus et des grumeaux graisseux. En même temps se produit du vertige.

Nous engageons le malade qui est en vacances à venir tous les jours se faire panser par nous. Nous lui pratiquons le traitement indiqué dans l'observation précédente, et, à la fin du mois de septembre son oreille était sèche, l'écoulement complètement disparu.

Remarque. — Au cinquième jour du traitement les produits graisseux que l'injection faisait sortir de l'attique étaient plus nombreux que précédemment, et il est sorti de cette région en même temps une sorte de membrane mortifiée assez considérable. A partir de ce moment seulement, les nettoyages de l'attique ont été complets.

OBSERVATIONS RÉSUMÉES

Nous avons pu recueillir les cas d'otorrhée de l'attique qui se sont présentés au dispensaire du Dr Rattel depuis le mois de juillet 1893 jusqu'en août 1898.

Le traitement employé est celui que nous indiquons plus haut en notre thèse et les résultats ont toujours été des plus satisfaisants.

Charles P..., rentier, 29 ans, — 22 juillet 1893. — Otorrhée droite étendue à la logette datant de huit ans. Rhinite chronique. Guérison.

Jacques M..., charcutier, 53 ans, — 22 juillet 1893. — Otite moyenne suppurée droite de l'attique ; début il y a deux ans. Guérison.

Antoinette L..., couturière, 30 ans, — 21

août 1893. — Otorrhée de l'attique gauche avec perforation. Début incertain. Guérison.

Maurice D..., docteur, 39 ans, — 2 septembre 1893. — Rhinite hypertrophique droite. Catarrhe de la caisse et dépression de la membrane tympanique droite. Otorrhée de l'attique à gauche avec audition de ce côté, voix haute 1 mètre — voyelles à 0 m. 50, consonnes à 0,10 — voix chuchotée à 0 m. 15. Date de début incertain, mais la perforation du tympan gauche a eu lieu il y a trois ans. Guérison.

Madeleine B..., sans profession, 57 ans, — 14 octobre 1893. — Otorrhée gauche de la logette, déformation et dépression de membrane du tympan. Bourdonnements intolérables dans l'oreille. Date de début 20 ans, mais augmentation des douleurs depuis 3 ans. Guérison.

Paul L..., maçon, 19 ans, 14 novembre 1893. — Rhinite chronique avec ozène, grande fétidité et purulence de la sécrétion.

Otorrhée gauche de l'attique. Date début 3 mois. Guérison.

Marie M..., 22 ans, lingère, — 15 décembre 1893. — Lésion de la logette gauche avec perforation de la membrane flaccide et granulations du conduit auditif externe. Date début 2 ans. Guérison.

Georges G..., avocat, 36 ans, — 22 janvier 1894. — Otorrhée de l'attique à gauche ; perforation de la membrane du tympan dans le quart supéro-postérieur. Surdité très marquée et tendance aux vertiges. Date début enfance. Grande amélioration.

Marie C..., sans profession, 64 ans, 16 octobre 1894. — Otorrhée droite datant de 30 ans. Perforation de la membrane de Scharpnell. Injection de chlorure de zinc. Guérison.

Lucie G..., couturière, 18 ans, 15 avril 1894. — Otorrhée de l'attique avec catarrhe de la trompe de droite. Membrane tympanique divisée en deux plans dont le supérieur est plus marqué. Date de début, deux ans. Guérison.

Pierre C..., employé de commerce, 25 ans, — 30 novembre 1894. — Otorrhée double de l'attique avec infection tubaire et perforation des membranes tympaniques. Date début 8 ans. Amélioration.

Jules F..., ajusteur, 25 ans, — 3 décembre 1894. — Otorrhée droite de la logette avec perforation de la membrane de Scharpnell. Douleurs, bourdonnements et démangeaisons très vifs. Date début 3 mois. Guérison.

Pauline R..., élève à l'école professionnelle, 15 ans, — 15 février 1895. — Otorrhée de l'attique gauche avec rhinite atrophique chronique. Date début, 5 mois. Les douleurs sont d'abord très vives, pas d'écoulement ; puis, il y a deux mois, il se fait une petite perforation qui atténue les souffrances, mais depuis huit jours ces douleurs ont repris plus vives qu'au début. Guérison.

Joséphine B..., 31 ans, culottière, — 12 mars 1893. — Otite chronique moyenne suppurée double, avec participation de l'attique à gauche survenant à la suite de la grippe. Date début, 15 jours. Guérison.

Mathieu L..., charpentier, 49 ans 1/2, — 27 mars 1895.— Otorrhée gauche datant de 18 mois. Perforation de la membrane de Scharpnell. Injection de chlorure de zinc. Améliorations. Perdu de vue.

Maurice J..., instituteur, 53 ans,— 2 septembre 1895. — Otorrhée double des attiques ayant commencé par l'oreille gauche. Vertiges, surdité marquée, voix nasonnée, perforation des membranes de Scharpnell il y a dix ans. Rhinite hypertrophique gauche. Date début, 17 ans. Amélioration.

Joseph J..., capitaine, 42 ans, — 1er novembre 1895. — Catarrhe chronique des trompes et des caisses avec otorrhée de l'attique à gauche et perforation de la membrane flaccide. Date début, 2 ans. Guérison.

Ernest A..., écolier, 16 ans, — 3 mars 1896.— Otorhhée de l'attique à droite, douleurs intenses et bourdonnements intolérables. Dépression de la membrane tympanique. Date début, 3 ans. Guérison.

Renée P..., employé de l'Etat, 65 ans, — 5 octobre 1896. — Otorrhée de la logette à droite avec écoulement abondant par la perforation de la membrane de Scharpnell. Date début, 5 mois. Guérison.

Maud W..., sans profession, 28 ans, — 20 novembre 1896. — Otorrhée double des attiques avec dépressions marquées des membranes tympaniques. Rhinite atrophique pharingo-nasale postérieure consécutive. Date .début, 9 ans. Grande amélioration.

Henri T..., écolier, Mans, — 10 décembre 1896. — Otorrhée chronique droite de la logette survenue à la suite de la grippe. Date début, 3 ans. Guérison.

Maurice P..., employé à la Banque de France, 45 ans, — 30 décembre 1896. —

Otorrhée de l'attique à droite ayant succédé à un rhume de cerveau. Date début, 15 mois. Guérison.

Edouard D..., garçon de recette, 57 ans, — 3 mai 1897. — Otorrhée moyenne double avec participation de la logette à droite. Avait eu, il y a trois ans, un écoulement des oreilles qui s'était tari peu à peu, mais qui a repris, il y a six semaines, avec douleurs très vives. Pharingite granuleuse. Guérison.

Marie F..., employée de banques, 28 ans, 23 mars 1897. — Otorrhée de la logette à gauche, bruits divers et surdité marquée augmentant au moment des règles. Ecoulement peu abondant et très fétide. Pharingite catarrhale. Date début, 1 an. Guérison.

Henri H..., confectionneur, 29 ans, — 20 août 1897. — Otorrhée de l'attique à droite, avec dépression de la membrane de Scharpnell. Douleurs lancinantes, pas d'écoulement. Rhinite atrophique et hypertrophie des amygdales. Date début 2 ans. Amélioration considérable.

Xavier A..., garçon de recette, 44 ans, — 3 novembre 1897. — Otorrhée de la logette droite avec dépression de la membrane tympanique. Surdité complète de l'oreille droite. Rhinite sèche. Date début 20 ans. Grandement amélioré.

Arsène S..., professeur, 30 ans, — 18 décembre 1897. — Otorrhée de l'attique gauche. Catarrhe naso-pharingien. Date début 10 ans. Guérison.

Michel Ch..., découpeur, 31 ans, — 23 janvier 1898. — Otorrhée droite de l'attique avec perforation de la membrane de Scharpnell. Date début 2 ans. Guérison.

Madeleine L.., couturière, 24 ans, — 5 février 1898. — Otorrhée de la logette droite avec carie des osselets et granulation de la membrane du tympan. Date début 2 ans. Guérison.

Marcel L..., mécanicien, 40 ans, — 24 juin

1898. Otorrhée de l'attique gauche. — Dépression de la membrane du tympan et suppression des osselets. Date 1 an. Grande amélioration.

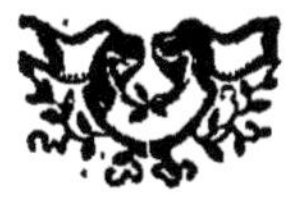

CONCLUSIONS

1° L'attique ou logette est une région bien différenciée de l'oreille moyenne et le lieu de localisation fréquente de la suppuration chronique de la caisse.

2° Il faut remédier avec le plus grand soin à toute affection de cette cavité aussitôt que nous l'avons décelée et avoir toujours devant les yeux les complications terribles qui peuvent résulter d'une négligence dans le traitement.

3° L'intervention chirurgicale loin de tarir l'écoulement *ne fait que l'augmenter*. Elle ne guérit pas et expose ensuite l'opéré à la pénétration des éléments septiques par la plaie qu'elle détermine. L'anesthésie est nécessaire et peut donner lieu aux accidents qui lui sont propres.

4° Un traitement médical rationnel doit être institué. Il faut qu'il réponde à deux indications : arrêter l'écoulement et conserver le maximum d'acuité auditive possible au malade.

5° Le chlorure de zinc est le médicament de choix. Il est antiseptique et, point capital, il occasionne une transformation fibroïde des tissus de l'attique qui les rendent plus aptes à résister victorieusement à l'invasion des bacilles. La douleur qu'occasionne son instillation est négligeable.

6° Quelques gouttes d'une solution à 1/10, injectées selon la méthode que nous avons préconisée et après avoir pris les précautions que nous avons indiquées, donnent les plus brillants résultats.

7° Il ne faut pas vouloir opérer toujours et quand même. Il est de notre devoir d'essayer préalablement, à l'aide du chlorure de zinc, une épidermisation de la région plus ou moins longue à s'établir. Ce n'est que lorsque notre impuissance a été dûment reconnue et que des indications précises de complications imminentes très graves menacent que nous devons porter l'instrument tranchant dans l'attique.

8. Après la guérison, il faut assurer l'antisepsie du naso-pharynx et du conduit auditif externe pour éviter les réinfections de l'attique par la trompe ou le conduit.

INDEX BIBLIOGRAPHIQUE

Albespy. — De la meilleure méthode de nettoyage de la caisse et d'application des agents thérapeutiques dans l'otorrhée (Revue de laryngologie et otologie, 15 nov. 1893).

Anderodias. — Contribution au traitement chirurgical des otites chroniques suppurées rebelles (Thèse Paris 1895).

Annales des maladies de l'oreille, du larynx et du nez (Gougenheim et Lermoyez).

Annales de la société médicale et chirurgicale de Liège (2 avril 1894).

Archives internationales de laryngologie, de rhinologie et d'otologie (1888-1897).

Baratoux. — Pathogénie des affections de l'oreille éclairée par l'étude expérimentale (Thèse Paris 1881).

Brisson. — Quelques considérations sur l'otorrhée sans lésions osseuses et sur son traitement (Thèse Paris 1880).

Broca. — Complications intra-craniennes des otites suppurées (Annales des maladies de l'oreille, nov. 1896).

Broca. — Opérations sur l'apophyse mastoïde (Archives internationales de laryngologie et otologie, tome VII, n° 6, 1894).

Bronner. — Les suppurations et le traitement des maladies de l'attique (the Lancet, I, 1557-1896).

Bulletin général de thérapeutique (15 janvier 1895).

Bryant. — Doublements de la membrane muqueuse de la partie supérieure de la cavité tympanique, leur importance en clinique 1889).

Charazac. — Contribution à l'étude des tumeurs malignes de l'oreille (Revue d'otologie, etc. n° 1-2-3. 1892).

Chipault. — Méfaits de l'incision de Wilde (Annales des maladies de l'oreille, etc., avril 1895).

Delseaux. — Otite moyenne supprimée donnant lieu à une thrombose des sinus craniens (pièce anatomique) (Société française de rhinologie, mai 1897).

Delstanche fils. — Contribution à l'étude des tumeurs osseuses du conduit auditif externe. (Bruxelles 1878).

Duplay. — Article oreille. Traité de chirurgie.

Duplay. — Otite osteoperiostique (Bulletin médical, 27 août 1890).

Duplay. — La mastoïdite suppurée (Union médicale, 2 février 1892).

Eitelberg. — Otite moyenne purulente étiologie, marche et traitement. Revue de laryngologie, etc. 1er mars 1895)

Fiessienger. — Inflammation suppurée de cellules mastoïdiennes (Gazette médicale de Paris, nov. 1897).

Garnault. — Précis des maladies de l'oreille.

Gellé. — Lésion de l'otite chronique suppurée (Paris, 1884).

Gellé. — Du massif osseux du facial auriculaire et de ses lésions (Annales des maladies de l'oreille et du larynx, 1894, XX I-42).

Grazzi. — L'otorrhée, ses causes, ses effets et son traitement (Milano, 1880).

Habermann. — Infection tuberculeuse de l'oreille moyenne (Zeitschrift für Ohrenheilkunde, band 6, 1885).

Hamon du Fougeray. — Traitement des suppurations chroniques de l'oreille moyenne (Annales des Maladies de l'oreille, 1er semestre page 595, 1897).

Hamon du Fougeray. — Chirurgie de l'oreille moyenne (Congrès français de Chirurgie, 5 avril 1893).

Hecke. — Accumulation considérable de pus entre l'os et la dure-mère succédant à une otite suppurée chronique (1893).

Hemann. — Suppuration de l'attique (Archives d'otologie, vol. XXII, 1er janvier 1893).

Holmes. — Opération de Stacké, modifiée et pratiquée par H. Schwartze (Archives d'otologie, n° 5, 1893).

Jacquemard. — Des suppurations anciennes des oreilles (Revue de laryngologie, etc., 15 février 1892).

Jégu. — De la syphilis de l'oreille (Thèse, Paris, 1884).

Kirchner et Wurtzbourg. — Syphilis de la caisse (Archives f. Ohrenh. band, 28 heft 3).

Kühn. — Des maladies de l'oreille chez les diabétiques (Archives für Ohrenh. band, 29 heft 1-2).

Laventure-Augé. — Écoulement purulent de l'oreille dans le cours de la tuberculose (Thèse, Paris, 1875).

Luc. — Contribution à la question de l'ouverture large des cavités de l'oreille moyenne comme moyen curatif de certaines otorrhées rebelles (Archives internationales de laryng, etc., mai et juin 1894).

Marlière et Rattel. — Des causes de la durée et de la chronicité de l'otite moyenne suppurée (Thèse, Paris, 1896).

Martha. — Des microbes de l'oreille (Annales des maladies de l'oreille et du larynx, n° 7, janvier 1893).

Martin (Henri). — Contribution à l'étude des affections chroniques de l'oreille moyenne et en particulier de l'étiologie et du traitement (Thèse, Paris, 1885).

Menard — De l'otite moyenne purulente (Thèse, Paris, 1876).

Menière. — Traité d'otologie clinique (Paris, 1895).

Moos. — Du rapport existant entre les microorganismes et les affections de l'oreille moyenne (Deutsch medecin Wochenchrift, n° 11 et 12, 1871).

Netter. — Recherches bactériologiques sur les otites moyennes aiguës(Annales des maladies de l'oreille, 1888, p. 493).

Orne-Green. — Un cas d'abcès du cerveau suite d'affection de l'oreille moyenne (Bost. med. and surg. Journ. 1888, may 31).

Pauzat. — De l'ostéomyélite du temporal comme complication de l'otite moyenne suppurée (Annales des mal. de l'oreille, 1893).

Pegou. — Traitement de l'otite moyenne suppurée par le salol camphré (Thèse, Paris, 1891).

Politzer. — Traité des maladies de l'oreille,(1894).

Pottier. — Du traitement de la surdité consécutive à l'otite moyenne purulente (Thèse, Paris, 1889).

Prévot. — De l'otite chez les tuberculeux et ses accidents (Thèse, Paris, 1873).

Raoult. — Essai sur les perforations de la membrane de Scharpnell (Thèse, Paris, 1893).

Revue mensuelle de laryngologie et de rhinologie (E. J. Moure, 1880-1897).

Rillet et *Barthez.* — Traité des maladies des enfants.

Richardson. — Otite moyenne chronique suppurée (Arch. of. otology, vol. XXII, n° 3, 1893).

Robin A. — Des affections cérébrales consécutives aux affections non traumatiques du rocher et de l'appareil auditif (Thèse d'agrégation, 1884).

Roy. — Otorrhée chronique, sa signification et son traitement (Med. and surg reporter, 25 août 1893).

Tillaux. — Otite moyenne, nécrose et suppuration de l'apophyse mastoïde (Gazette des hôpitaux, 11 septembre 1890).

Vacher. — De l'otorrhée et de son traitement (Annales des maladies de l'oreille, 6 mai 1896).

Weissmann. — Détails de l'opération de Staike (Thèse, Paris, 1893).

Woakes (E.). — Syphilis de l'oreille (British, M. J. London, 3 octobre 1885, 624-644).

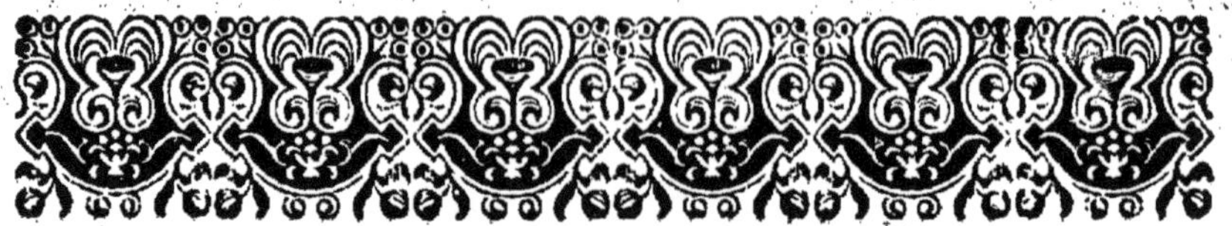

LISTE DES NOMS CITÉS

TABLE DES MATIÈRES

Laval. — Imprimerie Parisienne, L. BARNÉOUD & Cie.

COLLECTION ANCIENNE ET MODERNE D'OTOLOGIE

Du Docteur J.-A.-A. RATTEL.

I. — Dr J.-A.-A. RATTEL. — *Des maladies de l'oreille, du nez, du pharynx et de quelques manières de les traiter.* — Mémoire posthune de R. Schalle de Hambourg, précédé d'une courte préface de S. Moos d'Eidelberg..........	»	»
II. — Dr J.-A.-A. RATTEL. — *Le mécanisme des osselets de l'oreille et de la membrane du tympan*, par Helmholtz..............................	10	»
III. — Dr J.-A.-A. RATTEL. — *Des cornets acoustiques et de leur emploi*..........................	5	»
IV. — Dr J.-A.-A. RATTEL. — *L'Oreille, anatomie pathologique*, traduit d'HERMANN STEINBRUGGE...	3	50
V. — Dr J.-A.-A. RATTEL. — *La Doctrine Chrétienne à l'usage des Sourds-Muets*, d'après le manuscrit original de l'Abbé FERRAND...........	3	50
VI. — Dr J.-A.-A. RATTEL. — *Manuel du Relieur à l'usage des Sourds-Muets*, publié d'après le manuscrit original......................	3	50
VII-VIII. — Dr J.-A.-A. RATTEL. — *Dictionnaire des Sourds-Muets*, d'après le manuscrit de l'abbé FERRAND................................	7	»
IX. — Dr J.-A.-A. RATTEL. — *Dictionnaire des Sourds-Muets*, d'après le manuscrit de l'abbé DE L'ÉPÉE..................................	5	»
X-XI. — Dr J.-A.-A. RATTEL. — *L'Oreille* (maladies chirurgicales), traduit de SCHWHARTZE, 2 volumes.	20	»
XII. — *Tableau des états organiques et fonctionnels des sourds et des sourds-muets*, par le Docteur J.-A.-A. Rattel....	»	»
XIII. — Dr J.-A.-A. RATTEL. — *Le Cathétérisme des trompes d'Eustache rendu pratique par l'usage de la sonde palatométrique*...............	»	»
XIV. — Dr J.-A.-A. RATTEL. — *Revue du Dispensaire du Louvre*, 3 années, juin 1892 à juin 1895 (*Journal illustré d'Otologie*)...............	20	»
XV. — Dr J.-A.-A. RATTEL. — *Revue Française des Sourds-Muets.* — Dix années de 1885 à 1895..	100	»
XVI — Dr J.-A.-A. RATTEL et A. DEGLAIRE. — *Des Inflammations chroniques du naso-pharinx pharyngothérapie*..........................	5	»
XVII. — Dr J.-A.-A. RATTEL et E. DUVAL. — *De l'Attique. — Ses suppurations. — Leur traitement par le chlorure de zinc*................	5	»

(*A suivre*).

Laval. — Imprimerie parisienne, L. BARNÉOUD & Cie.

www.ingramcontent.com/pod-product-compliance
Ingram Content Group UK Ltd.
Pitfield, Milton Keynes, MK11 3LW, UK
UKHW012042240726
13965UKWH00003B/986

9 782013 540582